Ursula Biermann

„Der Alte stirbt
doch sowieso!"

Der alltägliche Skandal im Medizinbetrieb

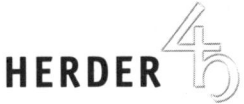

HERDER

FREIBURG · BASEL · WIEN

© Verlag Herder GmbH, Freiburg im Breisgau 2009
Alle Rechte vorbehalten
www.herder.de
Umschlagkonzeption und -gestaltung:
R · M · E Eschlbeck / Botzenhardt / Kreuzer
Umschlagmotiv: © Friedhelm Volk / doc-stock

Satz: Barbara Herrmann, Freiburg
Herstellung: fgb · freiburger graphische betriebe
www.fgb.de

Gedruckt auf umweltfreundlichem, chlorfrei gebleichtem Papier
Printed in Germany

ISBN 978-3-451-29648-2

Inhalt

1. Altersdiskriminierung in der Medizin – ein bislang zu wenig beachtetes Thema

„Im Prinzip ist das Altwerden bei uns erlaubt, aber es wird nicht gern gesehen!"
(Dieter Hildebrand)

Bewusst wurde mir das erste Mal, dass ich wegen meines Alters diskriminiert wurde, als ich zu einer Darmspiegelung in eine Klinik in Freiburg musste. Ich war etwas zu spät dran, weil ich im Stau stecken geblieben war, und wurde deshalb, nachdem die Schwester meine Überweisungspapiere an sich genommen hatte, von der Anmeldung aus gleich zum Untersuchungsraum geschickt. Dort wartete ich, als ein ziemlich junger Pfleger hereinstürmte und mich aufforderte, mich unten freizumachen. Ich gehorchte und saß dann wie ein Häufchen Unglück auf einem Stuhl, meine Handtasche auf meinen Schoß gepresst, um meine Nacktheit zu bedecken. Als er wiederkam, fragte er nach meinen Überweisungspapieren. Ich sagte ihm, dass ich sie schon der Schwester gegeben hätte. Er hörte jedoch gar nicht zu, sondern trat an meinen Stuhl, öffnete die Tasche auf meinem Schoß und suchte in den einzelnen Fächern nach den Papieren. Ich habe eine große Tasche, in der ich auch DIN-A4-Unterlagen transportieren kann. Ich war so entsetzt über den Übergriff, dass ich nicht einmal protestierte. Wehren Sie sich mal, wenn Sie nackt auf einem Stuhl sitzen! Als ich endlich dazu kam, ihm zu sagen, dass die Papiere sich nicht in der Tasche befinden, war er schon wieder hinausgestürmt. Ich fühlte mich den ganzen Tag klein, ausgeliefert und diskriminiert. So kurz diese Szene auch gedauert haben mag, hatte der Pfleger mir doch meine Würde genommen. Seit dieser Erfahrung schaue ich genauer hin, wie man in unserer Gesellschaft mit älteren Menschen umgeht. Für mich als Wissenschaftsjournalistin lag es natürlich nahe, dass ich eine gründliche Recherche begann. Daraus entstanden mehrere Filmbeiträge in den Wissenschaftsmagazinen „ODYSSO" im SWR und in „Nano" auf 3Sat, einige Berichte im DLF und anderen Radiosendern – und dieses Buch.

Alle Patienten, über die ich berichte, gibt es oder gab es wirklich; einige sind inzwischen gestorben. Ich werde niemanden mit eigenem Namen vorstellen und auch keine Krankenhäuser oder Ärzte nennen, weil es mir nicht um die Anklage Einzelner geht, sondern darum, auf ein Problem aufmerksam zu machen, das inzwischen fast unbemerkt hoffähig geworden ist: die Diskriminierung älterer Menschen. Sie haben mir ihre Geschichten erzählt, manche weinend, andere resigniert sich fügend. Alle hatten das Gefühl, hilflos ausgeliefert zu sein. Einige der Betroffenen suchten Hilfe bei der Ärztekammer und anderen Vermittlungsgremien – keiner hat sein Recht bekommen. Außer einer Frau. Ihr Arzt entschuldigte sich und schrieb ihr, es sei nicht seine Absicht gewesen, irgendjemanden zu verletzen. In allen anderen Fällen: kein Wort der Entschuldigung oder des Bedauerns.

Ich will in diesem Buch nicht den Berufsstand der Ärzte oder des Pflegepersonals an den Pranger stellen. Es gibt viele engagierte Pflegerinnen und Pfleger, die sich aufopfernd um die ihnen Anvertrauten kümmern, obwohl sie schlecht bezahlt sind und unter unmenschlichen Bedingungen wie unrealistischen Zeitplänen und

Vorgaben arbeiten müssen. Und es gibt viele engagierte Ärzte, die von morgens bis abends für ihre Patienten da sind und dann noch Hausbesuche machen, wie beispielsweise mein Hausarzt, der auf regelmäßigen Hausbesuchen bei mir bestand, als ich einen Bandscheibenvorfall hatte. Er wollte sich persönlich vergewissern, wie es mir geht und welche Fortschritte ich mache. Ich will aber die Ärztinnen und Ärzte, die Pflegerinnen und Pfleger aufrütteln, die gar nicht mehr merken, wie sehr sie ältere Patienten verletzen, wenn sie ungeduldig werden, weil diese länger zum Aus- und Anziehen brauchen als jüngere oder nicht gleich auf den Punkt kommen, wenn sie ihre Beschwerden schildern. Und ich richte mich auch an all jene, die mit älteren Patienten schlicht überfordert sind, weil sie weder im Umgang mit ihnen noch in den Besonderheiten der geriatrischen Medizin ausgebildet sind.

Ungeduld, Überforderung und Unkenntnis führen immer wieder zur Diskriminierung älterer Patienten. Und diese ist keinesfalls eine zu vernachlässigende Randerscheinung, sondern findet alltäglich statt. Sie äußert sich in der Verweigerung bestimmter Leistungen, wie auch darin, dass Älteren Rechte faktisch aberkannt werden – ohne jede gesetzliche Grundlage. Dass ältere Menschen auf dem Arbeitsmarkt sowie bei Dienstleistungen immer wieder benachteiligt werden, streitet heute niemand mehr ab. Dass dasselbe inzwischen aber auch für die medizinische Versorgung gilt, wird vielfach unterschätzt, noch immer nicht wahrgenommen oder manchmal schlicht geleugnet – auch von den Betroffenen selbst. Irgendwie ist dies sogar verständlich, denn wer sieht sich schon gerne als Opfer?

2. Wo beginnt „Alt-Sein" heute?

Der Traum von ewiger Jugend und die gesellschaftliche Realität – eine Bestandsaufnahme

Die alternde Gesellschaft ist eine der größten Herausforderungen des 21. Jahrhunderts, sagt Prof. Dr. Johannes Siegrist vom Institut der Medizinischen Soziologie in Düsseldorf. Am schnellsten wächst die Bevölkerungsgruppe der Menschen über 90 Jahre. Zahlen können das verdeutlichen: In 20 Jahren werden voraussichtlich etwa acht Millionen Deutsche über 80 Jahre alt sein, gegenüber den heute vier Millionen eine Verdoppelung. Dabei wird der Anteil der Pflegebedürftigen voraussichtlich auf über drei Millionen ansteigen. Das führt zu drastischen Änderungen in der Familienstruktur und Problemen bei der Finanzierung, besonders durch die vielen kinderlosen Alten, warnt Siegrist. „Wir leben in einer „Gesellschaft des langen Lebens", schreibt er. Allerdings hat die Gesellschaft seiner Meinung nach noch kein ausreichendes Bewusstsein für den demografischen Wandel entwickelt.

Unsere Gesellschaft definiert sich heute immer stärker über Jugend und Schönheit, die mit allen Mitteln verlängert werden muss: Da wird bis zur Magersucht Diät gehalten, im Fitnessstudio bis zum Exzess trainiert, oder man greift zu Schönheitsoperationen, die versprechen, die entschwindende Jugend zurückzuholen. Um Gesichtsfalten zu glätten, wird das Nervengift Botox (Botulinumtoxin) unter die Haut gespritzt: eines der giftigsten Gifte überhaupt. Ein Esslöffel davon im Bodensee würde genügen, um den gesamten See zu vergiften.

Eine erschreckende Erkenntnis am Rande: Durch Botulinumtoxin können nicht nur bleibende Gesichtslähmungen verursacht, sondern auch Schluck- und Atemmuskulatur lahmgelegt werden, was zum Tod führt, warnt Dr. Wolfgang Becker-Brüser vom „Arzneitelegramm", der Zeitung des unabhängigen Instituts für Arzneimittelinformation in Berlin.

Wir wenden alle diese Mittel an, in dem verzweifelten Versuch, die Zeit anzuhalten und dem Altern zu entgehen. Wen wundert es, dass bei dieser Einstellung in unserem Kulturkreis das Alter keinen Platz hat. Es findet außerhalb des eigenen Dunstkreises statt, wird nicht wahrgenommen. Vielleicht weil sich im Schicksal jedes alten Menschen auch das eigene spiegelt – irgendwann.

Unsere Gesellschaft definiert sich darüber hinaus auch über Produktivität, Leistungskraft und Wachstum und schließt damit das Altern und auch die „Alten" schon recht früh aus. In Umfragen erfährt man, dass viele ein Alter von 45–50 schon „alt" finden und Menschen in diesem Alter nicht mehr zutrauen, produktiv zu sein. Ein Imageverlust ohne Gleichen und wirtschaftspolitisch ein Desaster. Die jungen Alten werden in den Vorruhestand, in die Altersteilzeit oder in die Arbeitslosigkeit geschickt und somit als altes Eisen abgetan.

Dies gilt allerdings nicht für alle Branchen gleichermaßen: Manager, Politiker und teilweise auch Mediziner scheinen mit jedem Lebensjahr mächtiger zu werden. Ihre Altersgenossen in kleineren Firmen und Betrieben dagegen gelten als gebrechlich und senil – ein Phänomen. Ein Großteil der Wirtschaft setzt vornehmlich auf junge Mitarbeiter, nimmt aber nicht zur Kenntnis, dass schon im Jahr 2020 mehr als ein Drittel der verfügbaren Arbeitskräfte älter als 50 Jahre sein wird.

Und was dann? In den Chefetagen wird man deshalb bereits unruhig, aber erst wenige streben einen Mix von Jung und Alt an, damit Erfahrungen weitergegeben, Innovationen vorangetrieben werden und gerade dadurch auch Produktivität gesteigert werden kann. Doch ist es von der beginnenden Einsicht in den Chefetagen zur Normalität auf der Straße noch ein weiter Weg.

Denn das Image des „unproduktiven Alten" steckt in den Köpfen der Menschen und damit der Mangel an Respekt, Achtung und Solidarität mit Älteren. Übrig bleibt das Bild einer Armee von Rentnern, die finanziert werden muss.

Tatsächlich aber stellt der Altersforscher Prof. Dr. Andreas Kruse, Direktor des Instituts für Gerontologie der Universität Heidelberg, der auch für den Altenbericht der Bundesregierung verantwortlich ist, fest, dass ältere Menschen heute viel länger leistungsfähig sind als ihnen oft zugestanden wird. So seien die 70-Jährigen von heute so gesund wie die 65-Jährigen vor 30 Jahren. „Körperliche und geistige Anforderungen tragen zur Erhöhung der Leistungsfähigkeit bei", sagt er und sieht bei den Älteren noch ein großes Potenzial, das nur ausgeschöpft werden muss. Er geht sogar noch einen Schritt weiter und führt aus, dass die Psyche eines Menschen über die ganze Zeitspanne seiner Existenz entwicklungsfähig sei. Menschen müssten ja auch noch im hohen Alter erhebliche Entwicklungsschritte vollziehen um auch mit all den potenziellen Belastungen und Krisen des Alters fertig zu werden. So könne man die Formbarkeit des Psychischen bis ins hohe Lebensalter beobachten. Menschen können sich noch im Alter entwickeln, schöpferisch und kreativ, einsatzbereit und einsatzfähig sein.

Leider kommen solche Gedanken in der Bevölkerung nur sehr bedingt an. Die Gründe mögen teilweise auch in der Berichterstattung der Medien liegen, die den Zeitgeist bedienen, der der Jugend alles, den Alten nichts zutraut.

Der Altersforscher Professor Dr. Rolf D. Hirsch, Gerontopsychiater, Gründer der Initiative *Handeln statt Misshandeln* (HSM) und Chefarzt in einem Bonner Krankenhaus, ist davon überzeugt, dass es gegen alte Menschen eine Reihe von Vorurteilen und Mythen gibt, die Ausgangspunkt von Diskriminierungen sind. Sie seien „allgegenwärtig" und „alltäglich, im öffentlichen Raum, in der Familie, in Institutionen, in Organisationen und werden dort oft auch stillschweigend geduldet".

Hirsch warnt zwar davor, von einer generellen gesellschaftlichen Altersdiskriminierung zu sprechen. Schließlich sei ja auch die Einstellung der betroffenen Personen selbst zum Alter und zum Altern entscheidend. Dennoch ist es natürlich ganz klar ein diskriminierendes Vorurteil, dass alte Menschen aufgrund ihres Alters oft als schwach, lernunfähig, unflexibel, unzurechnungsfähig und hilfs- und pflegebedürftig angesehen werden. Begriffe wie „Altersheim Deutschland", „Altenplage", „Seniorenlawine", „die demografische Zeitbombe" und „die demografische Katastrophe" unterstützten diese negative Sichtweise.

Für Hirsch besteht eine Form von Diskriminierung auch darin, den demografischen Wandel einseitig als „kollektive Vergreisung" zu bezeichnen und hieraus Horrorszenarien auch schon für das Jahr 2050 zu malen, ohne potenzielle Vorteile und Chancen zu diskutieren.

Wie groß der Druck auf alte Menschen in unserer Gesellschaft häufig ist, lässt sich an zahlreichen Beispielen zeigen. Auf besonders schmerzhafte Weise in den Vorruhestand versetzt wurde ein erst 53-jähriger Schornsteinfegermeister.

Die ganze Geschichte begann mit einem Bandscheibenvorfall im Bereich der Lendenwirbelsäule, die einige Wochen Arbeitsausfall zur Folge hatte. Als Paul W. wieder zur Arbeit kam, erlebte er seine Kollegen und Lehrlinge sehr rücksichtsvoll. Sie erboten sich, Wege oder kleinere Arbeiten für ihn zu übernehmen und nahmen ihm mehr und mehr Aufgaben ab. Gleichzeitig hänselten sie ihn aber auch damit, dass nun die Alterswehwehchen sich meldeten und er eben einfach kürzer treten müsse. Dabei ist ein Bandscheibenvorfall eigentlich keine Alterserkrankung, sondern trifft in der Regel eher Jüngere zwischen 30 und 40 Jahren. Trotzdem trug Paul W. bald das Stigma eines gebrechlichen, älteren Mannes und es kam zu folgender absurden Entwicklung: Obwohl er bald keine Beschwerden mehr hatte, büßte er immer mehr Autorität ein. Wenn Entscheidungen anstanden, hörte er immer öfter: „Das macht man heute anders." Außerdem kamen ihm Kommentare zu Ohren wie: „Na ja, der Körper sagt einem eben, wann es Zeit ist, anderen Platz zu machen." Was immer er auch tat – für seine Kollegen hatte er ausgedient, für sie war er alt, mit 53 Jahren. Er wurde depressiv, weil er selbst begann, an seinen Fähigkeiten zu zweifeln und so mehr und mehr in einen Teufelskreis geriet. Zwei Jahre später ging er in Frührente. Nicht wegen der Bandscheibe, sondern wegen schwerer Depressionen.

Auch vor Ärzten macht der Druck der Gesellschaft nicht Halt, wie folgendes aktuelles Beispiel zeigt.

Im Februar 2007 bestätigte das Bundessozialgericht

ausdrücklich ein Gesetz, demzufolge niedergelassene Ärzte ab 68 Jahren keine gesetzlich Versicherten mehr behandeln dürfen sollten. Jungen Ärzten solle so der Zugang zu den Praxen ermöglicht werden, begründeten die Richter ihre Entscheidung. Zudem seien die Ärzte in diesem Alter geistig nicht mehr voll einsatzfähig. Erlaubt sei nur noch eine 90-tägige Arbeit als Vertretungsarzt sowie der Vollzeiteinsatz in einem Gebiet mit Ärztemangel. Um Privatpatienten dürften sich die älteren Ärzte allerdings überall im Bundesgebiet noch rund um die Uhr kümmern.

Eine Gruppe älterer Ärzte wollte vor dem Bundesverfassungsgericht gegen die Altersbegrenzung für Mediziner klagen, berichtete die „Wirtschaftswoche" im April 2008. Der CDU-Abgeordnete Friedrich Merz riet den Klägern sogar zum Gang vor den Europäischen Gerichtshof. Die Altersgrenze, so Merz, ließe sich nicht begründen.

Tatsächlich durften die Zahnärzte im Freistaat Bayern schon im Sommer ihre Patienten auch nach Vollendung ihres 68. Lebensjahres wieder behandeln. Der Vorsitzende der Kassenärztlichen Vereinigung Bayerns, Janusz Rat, begrüßte die Entscheidung mit den Worten: „In einer Gesellschaft, in der die Menschen immer älter werden und auch länger aktiv sind, war es ein unerträglicher Anachronismus, dass der Gesetzgeber festgeschrieben hat, wie lange ein freiberuflich tätiger Zahnarzt arbeiten darf."

Nun können Ärzte wieder selbst entscheiden. Und davon profitieren auch die Patienten, da sie nicht mehr zwangsweise den vertrauten Zahnarzt verlieren. Andere Bundesländer folgten dem Beispiel Bayerns und im Herbst hob die Große Koalition die Altersgrenze für Ärzte, Zahnärzte und Psychotherapeuten wieder auf.

Der Grund für die Gesetzesänderung wird allerdings meist nicht offen gesagt: Er liegt nämlich keinesfalls darin, dass man den Ärzten plötzlich volle geistige Einsatzfähigkeit bescheinigte. Der Grund ist sehr einfach: der Ärztemangel in der Bundesrepublik.

Die Ausgrenzung alter oder alt erscheinender Menschen kann als allgemeines gesellschaftliches Phänomen gelten und macht auch vor Arztpraxen und Krankenhäusern nicht halt. Dies kann für die Betroffenen ganz gravierende Auswirkungen haben, insbesondere dann, wenn Ärzte keine befriedigende Diagnose stellen können und dann das Alter des Patienten vorschieben, um sich des Problems zu entledigen.

Dies bekam die 53-jährige Altenpflegerin Anita H. zu spüren. Von der körperlich schweren Arbeit in ihrem Beruf bekam sie immer stärkere Rückenschmerzen und schaffte es manchmal vor Schmerzen nicht einmal mehr, die Heimbewohner vom Bett in den Stuhl zu heben. Die Stationsschwester spritzte ihr immer wieder Schmerzmittel, damit sie den Tag durchhalten und weiter arbeiten konnte. Schließlich erlitt sie jedoch einen Bandscheibenvorfall und konnte nun gar nichts Schweres mehr heben. Sie machte eine Umschulung zur Krankenschwester, doch die Schmerzen kamen immer wieder. Man legte ihr nahe, in Rente zu gehen, schließlich sei sie schon 55 Jahre alt. Doch das wollte sie nicht, denn sie fühlte sich nicht alt. Sie suchte eine Schmerzambulanz auf, um die Ursachen für die wiederkehrenden Schmerzen ausfindig machen zu lassen – ohne Erfolg, was Anita H. regelrecht verzweifeln ließ.

In unseren Gesprächen machte sie als einen Grund für

die fehlende Diagnose die mangelnde Bereitschaft der Ärzte aus, diese überhaupt festzustellen.

„Obwohl ich Krankenschwester bin", erzählt sie mir, „hörte mir kein einziger Arzt wirklich zu. Die nahmen mich irgendwie gar nicht ernst und fragten immer nur, warum ich denn nicht in den Ruhestand wolle." Sie schluckte starke Opiate gegen die Schmerzen, suchte weitere Schmerzambulanzen auf und bekam immer nur den gleichen Rat, endlich in Rente zu gehen. „Was soll ich denn in Rente?", fragt sie verzweifelt. „Davon werden die Schmerzen doch auch nicht besser. Ich glaube, man will mich einfach nur in die Altersecke schieben, weil man nicht herauskriegt, woher meine Schmerzen kommen."

Natürlich wirkten sich die gesundheitliche Situation und die Anspannung von Anita H. auch auf die Arbeit auf ihrer Station aus. „In viele Entscheidungen werde ich nicht mehr einbezogen", erzählte sie mir. „Manche Kollegen meinen, ich sei starrsinnig und uneinsichtig."

Die Diskriminierung älterer Patienten zeigt sich vielfach auch in ganz subtilen Behandlungsunterschieden. So erzählten mir sehr viele Betroffene, dass sie bei Arztbesuchen oft sehr viel länger warten müssen als jüngere Patienten. Sind sie aber erst einmal an der Reihe, gesteht man ihnen nicht ausreichend Zeit zu, um ihre Beschwerden zu schildern und fertigt sie manchmal sehr schnell ab. In Deutschland scheinen wir von einer Drei-Klassen-Medizin nicht mehr weit entfernt zu sein: Es gibt die Patienten der privaten Kassen, die bevorzugt behandelt werden, die der gesetzlichen Kassen, die ohnehin schon länger warten müssen als Privatpatienten, und jetzt noch die älteren, die wirklich viel Zeit mitbringen müssen.

Dies erfuhr auch Maria Sch. Als sie mit 55 Jahren zur Darmspiegelung ging, war dies für sie eine reine Vorsorgemaßnahme. Beschwerden hatte sie keine. Nach 3-stündiger Wartezeit hatte sie allerdings genug, sie hatte Kopfschmerzen und erkundigte sich bei der Sprechstundenhelferin, wie lange es denn noch dauere. Schließlich habe sie seit eineinhalb Tagen nichts mehr gegessen, weil der Darm für die Spiegelung leer sein muss. „Andere müssen auch warten", bekam sie sichtlich genervt zur Antwort. „Aber ich habe Kopfschmerzen und muss etwas essen", protestiert Maria Sch. „Und außerdem habe ich einen Termin." „Ja, wollen Sie ein andermal wiederkommen?", fragte die Sprechstundenhilfe gleichgültig. „Wir können gerne einen neuen Termin vereinbaren." Zu ihrer Kollegin sagte sie halblaut und trotzdem gut hörbar: „Es ist unerträglich, wie wichtig sich alte Menschen manchmal machen müssen. Dabei haben sie doch viel mehr Zeit." Erst bezog Maria Sch. diese Worte gar nicht auf sich. Doch dann merkte sie, dass die anderen Wartenden ihrem Blick auswichen und sie begriff, dass sie gemeint war. Das traf sie tief. Sie schämte sich, war verunsichert und hatte das Gefühl, tatsächlich falsch gehandelt zu haben. Außerdem wurde ihr so der Altersunterschied zu den anderen Wartenden erst deutlich bewusst, den sie zuvor gar nicht bemerkt hatte. Sie fühlte sich nun, mit 55 Jahren, tatsächlich alt, und so wirkte sie offensichtlich auch einige Zeit später auf den Arzt. Ihr Selbstvertrauen war am Nullpunkt angelangt und all die Fragen, die sie ursprünglich gehabt hatte, wagte sie nicht mehr zu stellen. Der Arzt seinerseits hatte es eilig und ließ sie dies auch spüren. Als sie wieder aus der Narkose erwachte, war er nicht mehr da, nur eine Arzthelferin befand sich im Raum. Als Maria Sch. sie nach dem Ergebnis der Untersuchung fragte, verwies diese auf den Hausarzt. Von ihm würde sie es erfahren. Maria Sch. protestierte, sie wollte den Arzt sprechen, doch dies wurde abgelehnt. Man bot ihr lediglich an, einen neuen Termin auszumachen. Im Hinausgehen sah sie den Arzt durch die halb geöffnete Tür in einem der Behandlungszimmer einer jungen Frau etwas auf einem Video erklären. Offensichtlich hatte er für andere Patienten mehr Zeit.

Gerade wenn Menschen krank sind, kommen bei ihnen lieblose Bemerkungen besonders deutlich und verletzend an. Sie fühlen sich verunsichert durch die Abhängigkeit, in der sie sich plötzlich befinden.

Der Altersforscher Rolf Hirsch meint, dass der alte Mensch das sei, was an ihm wahrgenommen und ihm als Würde und Wert von Jüngeren zugesprochen werde, auch von Ärzten und Pflegepersonal. Eine Fixierung der Perspektive auf „alt" und die Gleichsetzung von „alt" mit „Abbau" führe sowohl bei der Diagnostik wie auch bei der Behandlung, Rehabilitation und Pflege zu Unterlassungen, die dem Patienten schaden und zudem noch die Kosten in die Höhe treiben. „Nicht der alte Mensch bestimmt so, was er benötigt", erklärt Hirsch, „sondern der jüngere, für den es schwer ist, die Perspektive eines alten Menschen zu erfassen."

„Ich bin davon überzeugt, dass Vorurteile gegen Alte genau so entstehen. Am Anfang steht das Unvermögen, die Perspektive des anderen einzunehmen", fährt er fort. „Ein weiterer Grund ist natürlich auch, dass die Lebenswelt alter Menschen unrealistisch wahrgenommen wird und die Alten sprachlich abwertend beurteilt werden." Außerdem nicht zu unterschätzen sei die noch immer tabuisierte Aversion oder sogar Aggression gegen alte Menschen, die geschichtlich gewachsen sei und heute nur schwach kaschiert würde. Doch dazu an anderer Stelle mehr.

Im Gespräch mit dem Krankenhausbetriebswirt Bruno Schanz erfahre ich, dass die Diskriminierung älterer Menschen in der Medizin sich sehr häufig darin äußere, dass diese nicht mehr in den Genuss von Behandlungen kommen, die für jüngere Patienten völlig selbstverständlich sind. Eine Einschätzung, die ich vielfach bestätigt finde.

Ein gravierendes Problem liegt auch darin, dass es keine genauen Regeln gibt, wann welche Therapien bei alten Menschen nicht mehr vorgenommen werden. So liegt die letzte Entscheidung, beispielsweise über eine Operation, eine mobilisierende Behandlung oder eine Psychotherapie, allein beim Arzt. Eine Entscheidung, die manchen Mediziner überfordert und so schnell zu einer Ungleichbehandlung zwischen älteren und jüngeren Patienten führen kann.

Zum Beispiel in Frankfurt, wo ich in einem großen Krankenhaus die 61-jährige Patientin Gerda K. traf, die dort nach einem schweren Autounfall behandelt wurde. Ein Selbstmörder war ihr auf der Landstraße auf Frontalkurs entgegengekommen. Nur ihrer guten Reaktion verdankt es Gerda K., dass er sie nur an der Seite erwischte. Sonst wäre auch sie heute tot, so wie der Kamikaze-Fahrer. Die Bilder des Aufpralls gingen ihr jedoch nicht aus dem Kopf, sie beherrschten sie Tag und Nacht. Sobald sie wieder laufen konnte, ging sie ruhelos mit ihrem Infusionsständer über den Krankenhausflur. Sie erlebte den Unfall immer wieder, sah, wie das andere Auto auf sie zuraste, ohne zu bremsen, dann den Aufprall, die Schmerzen. Nachts litt sie unter Albträumen, wachte schweißgebadet und angsterfüllt auf.

Sie versuchte mit allen Kräften, mit der traumatischen Erfahrung fertig zu werden. Ein Gespräch mit einem Therapeuten oder andere Hilfe bot man ihr niemals an. Als sie selbst Ärzte und Schwestern auf ihr Leid ansprach, wurde sie mit Standardantworten abgefertigt: „Das wird wieder", „Sie müssen nur ein bisschen Geduld haben".

Mir gegenüber klagte sie schließlich, sie habe das Gefühl, ihre Ängste und Beschwerden würden gar nicht ernst genommen. „Sobald man meine grauen Haare und das Geburtsdatum sieht, werde ich abgefertigt wie eine Maschine", sagte Gerda K. verzweifelt. Natürlich verhielten sich nicht alle so, aber sehr viele.

3. Steuern wir in Deutschland auf eine Drei-Klassen-Medizin zu?

Schockierende Erfahrungen und aktuelle Studien

Fast unbemerkt von der Öffentlichkeit hat sich heute in Deutschland eine Drei-Klassen-Medizin etabliert. Neben der Unterteilung in Privat- und Kassenpatienten gibt es die Gruppe der älteren Patienten. Sie erhalten nicht immer die Leistungen, die ihnen laut Gesetz zustehen. Besonders dann, wenn keiner ihre Ansprüche einfordert, sind sie einem Gesundheitssystem ausgeliefert, das sie mehr und mehr außen vor lässt.

In manchen Krankenhäusern geht es inzwischen schon fast so schlimm zu wie in vielen Pflegeheimen. Alles muss schnell gehen, alles soll wenig kosten – die Patienten bleiben auf der Strecke.

Auch der 73-jährige Karl U., ein stattlicher, liebenswürdiger und ruhiger Mann, wurde – davon ist seine Frau überzeugt – Opfer des inoffiziellen Drei-Klassen-Systems im deutschen Gesundheitswesen. Nach mehreren Schlaganfällen konnte er sich nur noch im Rollstuhl fortbewegen. Er litt unter Diabetes und seine Beine und Arme waren voller Wassereinlagerungen, sogenannten Ödemen.

Als er eines Tages Atembeschwerden bekam, brachte ihn seine Frau Malis in die Notaufnahme. Der Arzt sah die dicken Beine, gab ihm eine Spritze mit einem Diuretikum, einem wassertreibenden Medikament, und wollte ihn wieder nach Hause schicken, obwohl er immer noch nach Luft rang. Seine Frau protestierte und verlangte, dass die Lunge ihres Mannes geröntgt werden sollte. Der behandelnde Arzt hielt das für überflüssig. „Sobald das Wasser aus den Beinen ist, wird Ihr Mann wieder besser Luft bekommen", erklärte er der besorgten Frau. Erst als die Ehefrau vehement auf einer Röntgenaufnahme bestand und schließlich mit dem Anwalt drohte, wurde Karl Lang zum Röntgen geschickt. Die Aufnahmen retteten ihm möglicherweise das Leben: Sie zeigten ein Lungenödem, also Wasser in der Lunge. Umgehend bekam er zusätzlichen Sauerstoff und wurde in die Klinik aufgenommen.

Als ich dem Gerontopsychiater Rolf Hirsch von Herrn U.'s Erfahrung erzähle, ist er schockiert. Die Untersuchung in der Notaufnahme bezeichnet er als schlampig und leichtfertig. Der Arzt hätte das Wasser in der Lunge bereits beim Abhören mit dem Stethoskop entdecken müssen. Wenn es selbst auf der Röntgenaufnahme schon zu sehen sei, liege ein Notfall vor.

Was unglaublich klingt, ist in deutschen Kliniken offenbar Alltag. Fehler in der Medizin zählen zu den zehn häufigsten Todesursachen im Gesundheitswesen. Es gilt als gesichert, dass ca. 70 Prozent aller Zwischenfälle ihre Ursachen nicht in mangelndem medizinischen Wissen haben, sondern im Bereich der sogenannten *human factors*, der menschlichen Faktoren. Erwiesen ist jedoch auch, und dies ist umso erschreckender, dass Fehler bei älteren Patienten besonders häufig passieren und oft auch gleichgültig hingenommen werden, manchmal nur mit einem Schulterzucken.

Die Ehefrau eines weiteren Patienten, des 70-jährigen Anton K., ist sich sicher, dass ihr Mann starb, weil er nach einem Herzinfarkt ohne Rehabilitationsmaßnahmen zu früh aus dem Krankenhaus entlassen wurde.

Als ich ihn einige Wochen vor dem Infarkt zum letzten Mal traf, scherzte er noch, ich solle nur froh sein, dass ich nicht wisse, wie das Alter einem mit jedem Tag neue unangenehme Wehwehchen bereite. Er war dabei vergnügt und – wie immer – zu Späßen aufgelegt. Kurz darauf traf ich seine Frau in Schwarz und war schockiert über das, was sie mir erzählte: Ihr Mann war mit einem Herzinfarkt ins Krankenhaus gebracht und dort behandelt worden. Gleich im Anschluss sollte er in eine Rehaklinik geschickt werden. Als seine Frau jedoch mit seinem Koffer kam, um mit ihm in die Rehaklinik zu fahren, sagte ihr der Arzt, sie müsse ihn nun doch nach Hause bringen. Die Reha sei kurzfristig gestrichen worden – die Kostenzusage sei nicht erfolgt. Aus Altersgründen? So offen sagte das im Krankenhaus natürlich niemand. Frau K. war besorgt und gekränkt und versuchte die Ärzte davon zu überzeugen, wie wichtig die Reha für ihren Mann sei. Doch keine Argumente halfen. Ihrem Mann wurde nicht einmal mehr ein Krankenwagen für die Fahrt nach Hause genehmigt. Sie mussten ein Taxi nehmen.

Der Taxifahrer half Frau K., den 70-Jährigen, der selbst gar nicht alleine gehen konnte, ins Haus zu bringen und dort in einen Sessel zu setzen. Frau K. ging in den ersten Stock, um Bettzeug herunterzuholen und das Schlafsofa im Wohnzimmer zu beziehen. Die Treppe hinaufzusteigen war für ihren Mann ja völlig unmöglich. Als sie fünf Minuten später mit dem Bettzeug herunterkam, saß ihr Mann tot im Sessel. Er hatte die voreilige Entlassung nicht einmal eine Stunde überlebt.

Die Reaktionen der Ärzte, denen ich von diesem Fall berichtete, lassen sich auf einen einfachen Nenner bringen: ungläubiges Entsetzen. Sicher ist: Jeder jüngere Mann wäre nach einem Herzinfarkt ganz selbstverständlich zur Rehabilitation geschickt worden. Auch danach noch hätte man ihm wohl jede erdenkliche Hilfe angeboten. Davon waren bisher alle Ärzte überzeugt, denen ich diese Geschichte erzählte. Viele konnten sie kaum glauben und meinten, vielleicht sei in der Rehaklinik einfach kein Platz frei gewesen. Natürlich lässt sich nicht mit hundertprozentiger Sicherheit ermitteln, was nun genau der Grund für die verweigerte Rehamaßnahme war.

Die Ehefrau hatte nicht die Kraft, sich mit den Behörden auseinanderzusetzen. Für sie war die Sachlage klar, und ihren Man konnte man ihr ohnehin nicht mehr wiedergeben. Als ich in meinen Gesprächen mit den Ärzten nachbohrte und fragte, ob sie sich denn auch andere Situationen vorstellen könnten, in denen ältere Patienten medizinisch benachteiligt würden, gaben schließlich viele zu, dass eine Diskriminierung der Älteren in der Medizin tatsächlich bereits Alltag sei, dass viele ältere Patienten längst nicht mehr dieselben medizinischen Leistungen erhalten wie jüngere Patienten mit derselben Erkrankung. Laut sagen darf man das aber natürlich nicht.

Die *Unabhängige Patientenberatung Deutschland* (UPD) hat festgestellt, dass die Zahl derer, die sich aufgrund ihres Alters zurückgesetzt fühlen, in der letzten Zeit immer stärker angestiegen ist. Am häufigsten gehe es dabei um abgelehnte Leistungen zur Rehabilitation oder zur Heilmittelverordnung.

Als Beispiel schildern sie die Geschichte von Magda B., einer sehr fitten 90-jährigen Dame, die stürzte und einen

Oberschenkelhalsbruch erlitt. Die Klinik beantragte eine geriatrische Reha, die die Krankenkasse wegen angeblich fehlendem Reha-Potenzial ablehnte. Die UPD hat den Angehörigen geraten, Widerspruch gegen diese Entscheidung einzulegen, auch deshalb, weil die 90-Jährige ihren geistig behinderten Sohn betreut, was sie ohne die Reha nicht bzw. in Kürze nicht mehr tun könnte.

Für die UPD gilt als gesichert: Magda B. hat einen gesetzlichen Anspruch auf Rehabilitationsmaßnahmen. Die Krankenkasse hätte die Reha nicht verweigern dürfen. Ein typischer Fall für medizinische Diskriminierung älterer Patienten, die häufiger ist als vermutet, einfach auch deshalb, weil Ältere Entscheidungen wie die der Krankenkasse von Magda B. meistens als endgültig und rechtens ansehen, ohne sie zu hinterfragen.

Doch solche Entscheidungen sind rechtlich nicht haltbar: Das Sozialgesetzbuch (SGB XI, § 31) legt ausdrücklich fest, dass Reha vor Pflege kommt. Im Informationsblatt der Bundesregierung ist wörtlich zu lesen, dass „die Genehmigung sinnvoller Rehamaßnahmen nicht länger im Ermessen der Krankenkasse liegt". Rehabilitation wurde als eine Pflichtleistung der Krankenkassen verankert, die nicht abgelehnt werden darf.

Später mehr zu diesem Thema.

Prof. Dr. Cornelia Kricheldorff, Professorin für Angewandte Soziale Gerontologie an der Katholischen Fachhochschule Freiburg, verfolgt sehr aufmerksam, dass es von verschiedenen Seiten immer wieder Vorstöße gibt, alten Menschen wichtige Leistungen zu verweigern. „Alter" wird hier immer wieder als Rationierungskriterium bemüht, eine Begründung, die Kricheldorff für ethisch verwerflich hält. So forderte beispielsweise ein junger Politiker, künstliche Hüftgelenke ab einem bestimmten Alter zu verweigern. Schlimmer als solche Ausfälle selbst ist für Kricheldorff aber die Tatsache, dass über solche gesellschaftlichen Tendenzen nicht offen diskutiert wird. „Solche Vorstöße stehen für eine Haltung, die in manchen Kreisen der Bevölkerung durchaus auch Rückhalt findet", meint sie. So manche Leute fragen sich heute: „Lohnt sich das? Müssen Alte denn im hohen Alter wirklich noch bestimmte Leistungen erhalten? Kann da nicht gespart werden?"

Dabei unterliegen viele auch dem Irrtum, dass unsere Kassen deshalb so belastet sind, weil die Menschen immer älter werden – eine vereinfachte Rechnung, die so gar nicht stimmt. Denn es gibt Studien, die nachweisen, dass die letzten Lebensmonate oder manchmal auch Jahre natürlich kostenintensiv sind, doch ganz unabhängig davon, ob jemand 90 Jahre alt wird oder mit 40 an Krebs erkrankt oder mit 35 chronisch krank ist. Es ist eine unzulässige Verallgemeinerung, für die Kostenexplosion im Gesundheitswesen alleine die Alten verantwortlich zu machen.

Der Gerontologe und Pflegewissenschaftler Prof. Dr. Hermann Brandenburg, ebenfalls tätig an der Katholischen Fachhochschule in Freiburg, schätzt den demografischen Faktor bei der Frage der Kostenexplosion auf etwa 8–10 Prozent. Er mache somit einen kleinen Anteil, aber nicht den wirklich signifikanten Hauptbetrag aus. Der eigentliche Kostentreiber ist die Explosion der medizinisch möglichen Leistungen im Gesundheitswesen – einfacher gesagt: der medizinisch-technische Fortschritt.

Überlegen wir uns doch einmal ganz banal, welche Behandlungen vor 30 oder 40 Jahren beim Zahnarzt Standard waren und welche Leistungen heute ganz selbstverständlich sind. Denn genau hier liegt das Problem. Da heute ein unglaubliches Leistungsspektrum möglich ist, stellt sich natürlich auch die Frage, wie viele Personen in den Genuss dieser Leistung kommen sollen. Wird die Leistung für alle sozialisiert, kommt das System sehr schnell an Grenzen. An diesem Punkt stehen wir heute und überlegen, wie mehr oder weniger gerechtfertigte Leistungsgrenzen einzuführen sind. Ein großer Teil des Problems liegt also nicht im demografischen Wandel begründet, sondern in der Expansion des medizinisch-technischen Fortschritts insgesamt; und diesen Wandel will die Bevölkerung, vorangetrieben durch Wissenschaft und Politik. Wir müssen also auch ein Stück weit mit den Konsequenzen dieses Wandels leben und sollten nicht einer Personengruppe die Hauptverantwortung für hohe Kosten im Gesundheitswesen zuschieben.

Manchmal unterschwellig, manchmal direkt wird den Alten unterstellt, dass sie schuld an der Misere des Gesundheitswesens seien, kritisiert auch Rolf Hirsch.

„Zudem verstehen Ärzte unter Behandlung oft nur die medikamentöse Behandlung", meint Hirsch. Er hält dies für falsch und propagiert stattdessen ein Behandlungskonzept, das den Körper wie auch die psychische und soziale Ebene mit einbezieht. Um ihm wirklich helfen zu können, muss der einzelne Mensch mit seinen Erkrankungen, aber auch mit all seinen Ressourcen und seiner sozialen Situation wahrgenommen werden. Genau dies wird nämlich von altersdiskriminierenden Faktoren verhindert. Und die soziale Situation hänge eben nur zu einem kleinen Teil mit gesundheitlichen Faktoren zusammen, sondern auch mit der Wohnsituation, sozialen Kontakten und finanziellen Mitteln.

Für Hirsch ist der Alterungsprozess ein Umbauprozess, eine Phase „intensivster psychischer, sozialer und somatischer Wechselwirkungen".

Diagnostik, die sich nur auf die Defizite eines alten Menschen bezieht und sich zudem an Normwerten orientiert, wie sie für Jüngere gelten, kann nur zu einer eingeschränkten und weniger effizienten Behandlung und Pflege führen, warnt Hirsch. „Es ist bedauerlich, dass im Gesundheitswesen heute auf vielerlei Weise versucht wird, möglichst alles zu operationalisieren, zu messen, in Zahlen auszudrücken und zu standardisieren. Gesucht wird ein ‚Mittelwert', nach dem sich alles zu richten hat", kritisiert Hirsch.

Ist der kranke Mensch in seiner Krankheitssituation dann erst einmal „vermessen", so Hirschs Befürchtung, so kann man auch leichter berechnen, wie weit er von der „Norm", einer theoretischen Größe entfernt ist und durch welche Standardverfahren er wieder in Richtung „Norm" gebracht werden kann.

Ist dies in einer vorgegebenen Zeit nicht möglich, so befürchtet Hirsch weiter, gilt ein Patient irgendwann als „austherapiert" und als „Pflegefall". So werden schon heute nach Ziffern geordnete diagnostische Inventare verwendet. Durch sie wird ermittelt, ob eine Berechtigung für eine Behandlung gegeben ist, wie lange diese dauern darf und in welchem Umfang Kosten übernommen werden. Ein Beispiel, so Hirsch, sei die Vorgabe, wie lange eine körperliche „Grundpflege" dauern, wie lange die Eingabe von Medikamenten, wie lange Nahrung gereicht werden darf. Die „Altersvariable" und die mit ihr einhergehenden Spezifika werden nicht berücksichtigt, moniert Hirsch.

Medizinische Entscheidungsprozesse werden vom Arzt weg immer mehr zu wirtschaftlichen und technokratischen Experten verlagert. Für Hirsch eine gefährliche Entwicklung, denn so weicht ärztliches und pflegerisches Handeln einem technokratisch-bürokratischem Handeln, in dem kein Platz für eine ganzheitliche Denk- und Arbeitsweise ist. Besonders ältere Patienten würden so immer mehr einem großen, unpersönlichen System ausgeliefert.

Der Altersforscher hält es sogar für möglich, dass in den nächsten Jahren EDV-gestützte Verfahren eingesetzt werden, die jeden Vorgang auf die Norm und die entsprechenden Vorschriften kontrollieren und ein patientenorientiertes ärztliches und pflegerisches Handeln als Luxus abtun. Durch Budgetierungen, die es ja auch schon heute gibt, könnte so normativ geregelt werden, was ein kranker alter Mensch wert sein darf. Eine erschreckende Vision.

Dass älteren Patienten schon heute zahlreiche medizinische Leistungen vorenthalten werden, auf die sie Anspruch haben, belegen mehrere Studien.

Eine führte Prof. Dr. Hilke Brockmann durch, Soziologin und Professorin an der Jakobs-Universität in Bremen. Sie hat die Krankenhausdaten von 430.000 Patienten analysiert und dabei festgestellt, dass unterschiedlich alte Patienten auch unterschiedlich behandelt werden. Ist ein Patient sterbenskrank und 60 Jahre alt, so wird er noch sehr intensiv behandelt, bekommt eine sehr teure Krankenhausbehandlung auch noch in seinem letzten Lebensjahr. Für ältere Patienten gilt das nicht mehr im gleichen Maße.

Hilke Brockmann berücksichtigte bei ihren Untersuchungen durchaus die Möglichkeit, dass ein älterer Patient selbst vielleicht nicht mehr daran interessiert ist, so intensiv behandelt zu werden. Dennoch fand sie weitaus mehr Hinweise darauf, dass Ärzte ältere Patienten nicht mehr mit dem gleichen Aufwand behandeln wollen wie jüngere. So hat sie zum Beispiel untersucht, was passiert, wenn Patienten mit einem Herzinfarkt ins Krankenhaus eingeliefert werden. In dieser Notlage müssen Ärzte sofort handeln und haben keine Zeit, sich mit dem Patienten abzustimmen und auf seine Wünsche einzugehen. Der Arzt allein muss auf der Stelle selbst entscheiden, wie behandelt wird.

In dieser Situation zeigte Hilke Brockmanns Studie einen deutlichen Unterschied in der Behandlungsintensität nach Alter auf. Je älter der Herzinfarktpatient war, desto geringer wurde der Behandlungsaufwand. Ein ganz klares Ergebnis. Nicht der Patient will weniger Behandlung, sondern der Arzt entscheidet, dass es sich nicht mehr lohnt.

Natürlich sind solche Entwicklungen kein rein deutsches Phänomen. Ähnliche Tendenzen wurden auch in Großbritannien publik. BBC meldete, dass Ärzte älteren Menschen die Behandlung verweigern, die sie jüngeren Patienten anbieten würden. Wissenschaftler des University College London beschuldigen die Ärzte des britischen Nationalen Gesundheitssystems NHS der Altersdiskriminierung. Das Team befragte 90 praktische Ärzte und Fachärzte zur Behandlung von 72 Angina-Pectoris-Patienten im Alter von 45 bis 92 Jahren. Fast die Hälfte der Ärzte behandelte Patienten über 65 Jahren anders. Rund 46 Prozent der praktischen Ärzte und der Gerontologen agierten so. Bei den Kardiologen waren es 48 Prozent. Details der Studie wurden in dem Fachmagazin „Quality and Safety in Health Care" veröffentlicht.

Allgemein wurde älteren Patienten sehr viel seltener ein Statin verschrieben, ein Medikament, das Blutfette wie Cholesterin absenkt. Sie wurden seltener an einen Kardiologen überwiesen, erhielten seltener ein Angiogramm oder eine Revaskularisation zur Erweiterung der Gefäße. Deutlich häufiger wurde ihre Medikation verändert und die Patienten wurden gebeten, zu einem anderen Zeitpunkt wiederzukommen.

Als die Mediziner mit den Ergebnissen der Studie konfrontiert wurden, erklärten sie, die unterschiedliche Behandlung sei auf die Wünsche der Patienten zurückzuführen, auf deren Gebrechlichkeit sowie potenzielle Komplikationen. Ein Arzt erklärte laut BBC, dass man individuell entscheiden müsse, was im Interesse des Patienten sei: „Ich glaube nicht, dass eine Bypass-Operation bei einem 87-Jährigen in seinem Interesse ist."

Die leitende Wissenschaftlerin der Studie, Ann Bowling, betonte hingegen, dass solche Faktoren wie auch die Risiken bei der Behandlung älterer Patienten berücksichtigt wurden. „Dennoch wurden die Ärzte durch das Alter der Patienten beeinflusst. Das ist Altersdiskriminierung und darf nicht passieren." Darin spiegle sich laut Bowling die Haltung der Gesellschaft gegenüber älteren Menschen wider.

Der Ehefrau von Karl U. war das klar, als der Arzt in der Notaufnahme ihren Mann ohne weitere Untersuchung wieder nach Hause schicken wollte. Sie war davon überzeugt, dass man ihm eine Behandlung vorenthalten wollte, auf die er ein Anrecht hatte, und sie hat dieses Recht vehement eingefordert. Dementsprechend zufrieden und erleichtert war sie auch, als sich der Zustand ihres Mannes nach den Medikamenten wieder verbesserte.

Doch auch im Krankenhaus wiederholte sich für Karl U. die Erfahrung, dass er als älterer Mensch die schlechteren Karten hat. Nach dem Desaster in der Notaufnahme hätte er eigentlich erwartet, dass ihm die Ärzte jetzt mit mehr Offenheit begegnen. Doch er erlebte das Gegenteil:

Als er sich am zweiten Tag seines Krankenhausaufenthaltes bei den Krankenschwestern erkundigte, wann er denn mit dem Arzt sprechen könne, blieben diese nicht einmal kurz stehen, um ihn anzuhören. Als er den Arzt dann schließlich antraf und selbst fragte, ob denn nun das Wasser aus seiner Lunge heraus wäre oder noch immer Gefahr bestünde, wimmelte dieser ihn mit den Worten ab: „Sie werden hier gut behandelt. Am Freitag können Sie nach Hause." Kein Wort über seinen Gesundheitszustand, keine Antwort auf seine Frage.

Als ich mit ihm sprach, berichtete er mir resigniert, er habe das Gefühl, wegen seines Alters nicht ernst genommen und respektiert zu werden. Er fühle sich nur noch als Kostenfaktor wahrgenommen, in den es sich nicht mehr lohnt, Zeit und Geld zu investieren.

Er sagte wörtlich zu mir: „Ich glaube, wenn ich jünger wäre, wäre das ganz anders gelaufen. Da würde man sich um mich ganz anders bemühen und kümmern. Aber jetzt im Alter – mit 74 Jahren – da sagen die sich, der macht's sowieso nicht mehr lang. Was sollen wir da noch groß experimentieren. Das lohnt sich nicht mehr. Der Alte stirbt doch sowieso."

4. Zu alt, zu krank, zu teuer

Wie unsere Medizin heute an alten Menschen spart

Die Mittel im System der gesetzlichen Krankenversicherungen sind knapp. Überall muss gespart werden, Stellen werden gekürzt. Aus Personalmangel und Zeitnot können sich Ärzte und Pfleger nicht in dem Maße um alte Patienten kümmern, wie dies oftmals nötig wäre. Wie mir auch Prof. Dr. Gerd Glaeske, Mitglied im Sachverständigenrat der Bundesregierung, erklärt, werden ältere Menschen schon heute im laufenden Krankenhausbetrieb oder in Arztpraxen als große Belastung erlebt.

„Ich bin davon überzeugt, dass ältere Menschen deshalb schlechter und nachlässiger behandelt werden, weil manche Ärzte sie als störend für den Ablauf ihrer Praxis empfinden. Sie brauchen zu lange, um ihre Beschwerden zu schildern, es dauert zu lange, bis sie alles aufgezählt haben, was sie plagt", erklärt er mir.

Eine interessante Untersuchung zur Arzt-Patienten-Kommunikation führte der Linguist Tim Peters von der Uni Bochum durch. In einer verdeckten Studie in Hausarztpraxen kam er zu interessanten Erkenntnissen.

Wenn Ärzte ihre Patienten von einer bestimmten Therapie überzeugen möchten, setzen sie sich über sprachliche Abläufe und Kommunikationsprozesse gegenüber ihrem Patienten durch.

Tim Peters nennt als Beispiel: Anstatt eine Patientin ausreden zu lassen, unterbricht sie der Arzt und klopft ihr Gesundheitsproblem mittels Ja/Nein-Fragen ab. Lehnt sie eine von ihm vorgeschlagene Therapie – eine Spritze –

ab, fragt er immer wieder – lauter werdend – nach, warum sie sie ablehne. Die Spritze preist er ihr mit für sie unverständlichen Fachwörtern und Wirkstoffbezeichnungen wiederholt an. So macht er seine Fachkompetenz deutlich und setzt sie verbal unter Druck, um seine Therapiewahl durchzusetzen. Als Gründe für die Machtausübung durch Ärzte macht Peters vor allem Zeit- und Aufwandsersparnis aus. Würde der Arzt den Patienten in die Entscheidungs- und Therapiefindung einbeziehen, würde das länger dauern. Der Arzt müsste den Patienten von seiner Wahl überzeugen. Indem der Arzt in dem Beispiel seine Patientin verbal unter Druck setzt, spart er Zeit und Energie. „Die heute geforderte kooperative Entscheidungsfindung findet oft nicht statt", betont Peters. Seine Untersuchung machte keinen Unterschied zwischen jungen und alten Patienten, aber sie lässt ahnen, wie viel leichter Patienten ab 60 und älter mit dieser Methode zu verunsichern sind, gehören viele von ihnen doch zu einer Generation, die mit dem Bild vom „Gott im weißen Kittel" aufgewachsen sind und einer gehörigen Portion Obrigkeitshörigkeit.

Allerdings sparen die Ärzte mit dieser Methode nicht wirklich Zeit ein. Das deckte eine Untersuchung kanadischer Ärzte auf, die Ende 2007 im Ärztefachblatt „Journal of the American Association" veröffentlicht wurde. In Kanada müssen sich angehende Ärzte einem Test unterziehen, in dem ihre Kommunikationsfähigkeit und ihr Erfolg in der klinischen Untersuchung geprüft werden. Das Ergebnis zeigte, dass die, die in diesem Test gut abschnitten, weniger Klagen von ihren Patienten bekamen als die, die schlechter abschnitten. Das ist ja auch nachvollziehbar. Wenn der Arzt von vornherein seinem Patienten zuhört, verliert er zwar – kurzfristig gesehen – erst einmal Zeit. Im Verlauf des Gespräches bekommt er aber ein viel ausführlicheres Bild von den Beschwerden, der Krankengeschichte und auch der Persönlichkeit seines Patienten. Er kann ihn effektiver therapieren und gewinnt dadurch – langfristig gesehen – Zeit, die er sonst vielleicht für mehrere erfolglose Behandlungsansätze hätte aufwenden müssen, ohne seinem Patienten wirklich geholfen zu haben.

Die Folgen unzureichender Kommunikation sind dramatisch: Hilfreiche und sinnvolle Therapien kommen nicht zum Einsatz, auch wenn sie angezeigt wären. Außerdem bekommen viele ältere Menschen die falschen Medikamente verordnet.

Welch katastrophalen Ausgang eine offenbar schwierige Kommunikation zwischen Arzt und Patient haben kann, zeigt der Behandlungsmarathon mit Todesfolge, den Kristina B. erleiden musste.

Die 69-Jährige lebte in einer Stadt im Schwarzwald, nahe der Schweizer Grenze. Sie war mit 61 Jahren von Belgien in diese Stadt gezogen, weil ihre Tochter dort mit ihrer Familie lebte. Mit 69 suchte sie wegen immer wiederkehrender Bauchschmerzen und ständiger Müdigkeit einen Arzt auf. Dieser therapierte sie drei Jahre lang abwechselnd auf Magenschleimhautentzündung, Entzündung der Speiseröhrenschleimhaut, allgemeine Bauchschmerzen, Magenentzündung, Mundfäule, Durchfall und Verdauungsstörungen. Ein eindrucksvoller Behandlungsmarathon – nachzulesen in der Dokumentation des Behandlungsprotokolls. Letztlich blieben alle Behandlungen erfolglos. Als ich mit Frau B.'s Tochter sprach, erzählte diese mir, dass ihr erst im Nachhinein bewusst wurde, dass dieser Arzt ihre Mutter einfach nicht ernst genommen und auch nicht ordentlich untersucht hatte.

Als sie ihn schließlich selbst mehrfach aufsuchte und sich erkundigte, was ihrer Mutter denn eigentlich fehle, beschwichtigte er sie und erzählte ihr von seiner Vermutung, die Mutter leide einfach an Heimweh. Natürlich bestritt die Tochter dies vehement und erklärte, dass sich ihre Mutter in der Nähe ihrer Familie ausgesprochen wohl fühle.

Sie wies ihn noch einmal darauf hin, dass Kristina B. aus einer sogenannten Krebsfamilie stamme und mehrere Angehörige an Krebs gestorben seien, auch an Darmkrebs, und bat ihn, sie daraufhin zu untersuchen. Als auch dies nichts nützte, überredete sie ihre Mutter, den Arzt zu wechseln.

Aber auch beim zweiten Arzt änderte sich nichts. Anstatt eine ausführliche Anamnese zu machen, bei der die medizinische Vorgeschichte eines Patienten und seiner Familie aufgenommen wird, übernahm der zweite Arzt weitestgehend die Diagnosen seines Vorgängers.

Obwohl sie auch den neuen Arzt gleich auf die genetische Disposition, also auf die erbliche Veranlagung zu Krebs hinwies, veranlasste auch dieser keine Darmspiegelung, sondern einen Dickdarm-Kontrasteinlauf, d. h. das Röntgen des Dickdarms. Diese Untersuchungsmethode wird heutzutage nur noch selten durchgeführt, weil die Koloskopie, die Darmspiegelung, viel sensitiver ist. Als so nichts gefunden wurde, erklärte auch er, Kristina B.'s Leiden sei nervlich bedingt, also rein psychosomatisch. Daher rühre auch der Reizdarm. Als die Tochter ihn besorgt darauf hinwies, dass ihre Mutter in letzter Zeit immer extrem müde sei, ging er darauf gar nicht ein.

Jetzt wechselten Mutter und Tochter zu einem Internisten. Doch auch dieser orientierte sich stark an den

Diagnosen seiner Vorgänger, Darmentzündungen und Divertikel, ohne gründliche Untersuchung, woraufhin die Tochter eine Überweisung ins Krankenhaus verlangte. Sie bestand darauf, dass man bei ihrer Mutter eine Darmspiegelung durchführte und ein Chirurg sich ihre Mutter anschaute, doch der Arzt verweigerte die Überweisung mit der Begründung, für eine Operation bestehe keinerlei Anlass. Eine Darmspiegelung käme im Moment auch nicht in Frage; vielleicht zu einem späteren Zeitpunkt, wenn der Reizdarm sich wieder beruhigt habe. Kurz darauf erlitt Kristina B. einen Darmverschluss. Der Chirurg stellte einen Darmkrebs im Endstadium fest, an dem sie nur kurze Zeit später verstarb.

Nach dem Tod der Mutter trägt Frau B. den Fall der Ärztekammer vor – ohne Erfolg. Über die Reaktionen der behandelnden Ärzte ist sie entsetzt: Der erste Arzt erläutert der Kammer, dass die Gespräche mit der Patientin ausgesprochen mühsam gewesen seien, dass sie schlecht Deutsch spreche und ihn wohl oft auch nicht verstanden habe. Tatsächlich konnte ich mich selbst noch davon überzeugen, dass Frau B. fließend Deutsch sprach. Es war kaum ein Akzent zu hören. Die Ärztekammer war der Ansicht, dass kein Kunstfehler vorläge, weil die Beschwerden von Frau B. durchaus auf einen Reizdarm hätten hinweisen können. Das sieht ihre Tochter anders. Sie führt den Tod der Mutter eindeutig auf die mangelnde Bereitschaft der behandelnden Ärzte zurück, der Mutter richtig zuzuhören. Für sie liegt eindeutig eine medizinische Vernachlässigung vor, eine Ersparnis an diagnostischen Mitteln.

Mag dieser Fall auch besonders gravierend sein: Ähnliche Tendenzen sind auch in anderen Bereichen nicht zu übersehen.

Dies zeigt das Ergebnis einer Aktion der Weltgesundheitsorganisation (WHO), die 2006 die europäischen Länder zu ermutigen versuchte, mehr Impfkampagnen auch für Ältere zu starten. Ihr Ziel: Mindestens die Hälfte sollte bis Mai 2007 gegen Grippe geimpft sein. Das beschämende Ergebnis: Nicht einmal ein Viertel war geimpft worden. Das Ziel der WHO wurde weit verfehlt. Offenbar haben die Gesundheitssysteme in ganz Europa versagt, auch in Deutschland. Ein weiterer Hinweis darauf, wie sehr bei der medizinischen Versorgung alter Menschen gespart wird.

Sind Gleichgültigkeit und Rationierung also gar nicht das Schreckgespenst der Zukunft sondern bereits heute üblich?

Krebsfrüherkennung

Bei der Früherkennung von Darmkrebs wird diese Vermutung zur konkreten Wahrheit. Normalerweise haben alle gesetzlich Versicherten nach Vollendung des 55. Lebensjahres einen Anspruch auf eine Darmspiegelung. Danach zahlt die Krankenkasse diese Krebsvorsorge nur noch alle zehn Jahre – insgesamt aber nur noch zwei Mal – ab 75 muss man selbst zahlen. Eine schon magische Zahl in der Gesundheitsmedizin, die immer dann, wenn es um Rationierung geht, eine bedeutende Rolle zu spielen scheint. Offensichtlich gilt 75 als das Alter, ab dem man – gesundheitspolitisch gesehen – keine Forderungen mehr zu stellen hat.

Organspende

Dies wird auch deutlich, wenn es um Organspenden geht. Die Hälfte aller chronisch nierenkranken Menschen ist über 65 Jahre alt. Die meisten schaffen es aber nicht einmal bis auf die Warteliste für Organtransplantationen, weil sie als zu alt für die Transplantation gelten, obwohl es offiziell kein Höchstalter für OrganspenderInnen gibt. Hanne Schweizer vom *Büro gegen Altersdiskriminierung* in Köln hat einmal die Zahlen von Organempfängern und Organspendern in Bezug auf das Alter der Betroffenen miteinander verglichen.

Von den 9.300 Patienten, die in Deutschland 2004 auf eine Spenderniere warteten, waren nur rund zehn Prozent älter als 65 Jahre. Sie schließt daraus, dass das Leben jüngerer Patientinnen und Patienten mehr gilt als das Leben der Älteren.

Johannes Siegrist vom Institut für Medizinische Soziologie in Düsseldorf sieht eines der Probleme darin, dass es in unserer pluralistischen Gesellschaft keinen Wertekonsens bezüglich eines „erfüllten Lebens" gibt. „Stattdessen macht sich heute immer stärker eine schonungs- und rücksichtslose, rein gesundheitsökonomisch motivierte Argumentation breit. Eine schwache Altersrationierung lässt sich also dadurch rechtfertigen, dass der Nutzen der Gesundheitsleistungen bei Älteren geringer ist als bei Jüngeren." Das bedeutet konkret, dass ältere Menschen weniger lang von einer Leistung profitieren, die für beide gleich viel Geld kostet. Natürlich widerspricht eine konsequente Umsetzung dieser Argumentation der ärztlichen Ethik und kann daher allenfalls von staatlicher Seite verordnet werden, meint Siegrist und sagt: „Im Falle der Altersdiskriminierung bei Gesundheitsleistungen lässt sich nur schwer ein moralisches Prinzip ausmachen."

Behandlung nach Schlaganfall

Auch die Behandlung nach Schlaganfall zeigt ganz deutlich, wie an älteren Patienten gespart wird. Jeder jüngere Schlaganfallpatient bekommt selbstverständlich Krankengymnastik, eine logopädische Behandlung, Ergotherapie usw. Bei Älteren ist das nicht mehr so selbstverständlich. Häufig bekommen sie zu wenig oder gar keine dieser Therapien, obwohl gerade diese für ein selbstständiges Leben unabdingbar wären. In vielen Studien konnte belegt werden, dass Körperfunktionen, die durch Krankheiten geschädigt worden sind, auch im Alter – zumindest teilweise – wieder zurückgewonnen werden können, vorausgesetzt, der ältere Mensch bekommt Therapien zur Verbesserung seiner psychophysischen Situation und erhält dabei Unterstützung durch sein soziales Umfeld.

Zu diesem Ergebnis kommt Andreas Kruse, Direktor des Instituts für Gerontologie der Universität Heidelberg. Doch gerade im Krankenhaus werden ältere Patienten oft viel zu wenig motiviert. Geben sie etwa zu erkennen, dass die Gymnastik sie sehr anstrengt, bemüht man sich oft nicht weiter.

Gerade aus diesem Grund ist es auch sehr wichtig, dass Angehörige die Betroffenen motivieren, mag die Behandlung am Anfang auch beschwerlich sein. Schließlich hängt die Mobilität und damit auch die Selbstständigkeit der Patienten stark von ihr ab.

Eine geriatrische Rehabilitation nach Schlaganfall wird

seit 2007 in der Gesundheitsreform ausdrücklich auch für Ältere gefordert, sie haben einen gesetzlichen Anspruch darauf.

Welch weitreichende Konsequenzen die Versagung medizinischer Leistungen bei Schlaganfall haben kann, zeigt der Fall der 94-jährigen Anna G. Er macht auch deutlich, wie schnell ein alter Mensch ohne angemessene Behandlung im Pflegeheim landen kann.

Mit 94 Jahren wurde Anna G. mit einem Schlaganfall ins Krankenhaus eingeliefert. Bis zu diesem Ereignis lebte sie alleine in einer betreuten Wohnung. Sie war zwar nicht mehr gut zu Fuß, traf sich aber immer noch regelmäßig mit ihrem Freundeskreis, in dem auch viele Jüngere waren, und diskutierte dort aktiv und engagiert kulturelle und politische Ereignisse.

Bis zu ihrem Schlaganfall. Danach war ihre linke Seite gelähmt, das Sprachzentrum im Gehirn getroffen, so dass sie nur noch mühsam Worte formulieren konnte.

Obwohl gerade beim Schlaganfall der Zeitfaktor eine große Rolle spielt, suchte die Krankengymnastin Frau G. insgesamt nur zwei Mal auf, dann nicht mehr. Bald darauf lag Frau G. nur noch verkrümmt, in Embryo-Haltung, im Bett. Aufgrund der fehlenden Physiotherapie verkürzten sich ihre Muskeln und Sehnen. Bald tat ihr jede Bewegung weh und das Umbetten wurde für sie sehr schmerzvoll.

Sie nahm in wenigen Wochen fünf Kilo ab, weil niemand sich die Zeit nahm, sie ausreichend zu füttern. Als ihre Freunde nach drei Wochen herausfanden, wo sie war, und sahen, dass sie so ausgezehrt war, protestierten sie und organisierten einen „Fütterungsdienst" untereinander, was wiederum die Angehörigen sehr verärgerte.

Vier Tage danach erhielt Anna G. eine PEG-Sonde; das

ist ein endoskopisch durch die Bauchwand angelegter direkter Zugang zum Magen, der künstliche Ernährung über lange Zeit ermöglicht. Am nächsten Tag wurde sie ins Pflegeheim gebracht. Alles innerhalb kürzester Zeit, ohne dass jemals ein ernsthafter Versuch unternommen worden wäre, sie wieder auf die Beine zu bringen. Doch auch im Pflegeheim bekam Anna G. weder Krankengymnastik, um ihre Beweglichkeit zu verbessern, noch eine logopädische Behandlung, um das Sprechen zu fördern. Stattdessen wurden ihr Brille und Gebiss abgenommen und in der Schublade deponiert, an die die gelähmte Frau nicht herankam.

Der Chefarzt der Brohltalklinik in Burgbohl, Dr. Heinz L. Unger, ist Facharzt für Neurologie, Nervenheilkunde/Psychiatrie, Physikalische Therapie und Rehabilitation und stellt mit Sorge fest, dass in großem Umfang notwendige Rehabilitationsleistungen für ältere Menschen von den Krankenkassen abgelehnt werden. Außerdem ließe sich beobachten, dass Ältere in billige Einrichtungen umgelenkt würden, die für alte Menschen nicht adäquat sind.

Alte Menschen werden nach einem Schlaganfall oft direkt ins Pflegeheim abgeschoben, ohne eine Chance auf Rehabilitation. Dies widerspricht allen medizinischen wie sozialrechtlichen Standards, schreibt Unger im „Pflegefreund", einer Zeitschrift des Pflegeverbundes Deutschland, die in Kliniken und Facharztpraxen ausliegt. Er beklagt, dass die Zeitdauer bis zur Bearbeitung vorliegender Reha-Anträge oft unverhältnismäßig lang sei, obwohl der Gesetzgeber vorgegeben hat, dass diese nur noch stichprobenartig geprüft werden sollen. Die bürokratischen Hürden und die von den Kassen nachgeforderten Zusatzinformationen ufern immer mehr aus; dies zermürbt die

Antragsteller regelrecht. Oft teilen die Kassen den Angehörigen sogar mit, dass ein Widerspruch zwar möglich sei, dass dies aber mehrere Wochen dauere und daher letztlich ohnehin sinnlos sei, schreibt Unger im „Pflegefreund" 2/08.

„Schaltet ein Betroffener aber einen Anwalt ein, liegt die Kostenzusage innerhalb weniger Tage vor", berichtet Unger. Das Problem: Alte Menschen haben selten den Mut, sich einen Anwalt zu nehmen und ihre Ansprüche einzuklagen – und so geht die Rechnung der Kassen auf. Obwohl die Gesundheitsreform im April 2007 den Rehabilitationsanspruch für ältere Menschen gestärkt hat, bleiben die Alten zunehmend auf der Strecke, ohne Chance auf Wiedereingliederung in den Alltag. „Die Kluft zwischen gesetzlichem Anspruch und gelebter Realität wird in Deutschland immer größer", so Unger. „Letztlich ist es ja so, dass die Kassen gar keine Reha-Leistungen für Ältere erbringen wollen", meint er.

Der Grund dafür liegt für ihn auf der Hand: Die Krankenkassen haben gar kein ausreichendes Interesse an der Rehabilitation älterer Patienten, weil sie in der Regel davon ausgehen, dass die Patienten pflegebedürftig werden und dann Leistungen von der Pflegeversicherung beanspruchen. Spart man also an Maßnahmen für eine Rehabilitation, bleibt am Ende für die Pflegeversicherung mehr übrig. Eine einfache Rechnung, die häufig jedoch nicht aufgeht. Denn die vordergründigen Einspareffekte ziehen bei den Kassen unter Umständen erhebliche Folgekosten nach sich, so etwa durch Komplikationen, die dann von der gesamten Solidargemeinschaft zu zahlen sind.

Unger rät allen Angehörigen, sich über ihre Rechte zu informieren und bei Ablehnungen der Krankenkassen

Widerspruch einzulegen, unter Bezugnahme auf die aktuelle Gesetzesvorlage: „Reha ist Pflichtleistung, die nicht abgelehnt werden darf", so Unger. Traurige aber wahre Erkenntnis Ungers: Bei allen ihm bekannten Einzelfällen führte erst die Einschaltung eines Anwalts zum Erfolg. Ohne entschlossenen Widerstand haben ältere Patienten schlechte Karten.

Falls auch ein Anwalt nicht zum Erfolg führt, helfen Verbände wie die *Unabhängige Patientenberatung, Handeln statt Misshandeln* in Bonn, das *Forum Pflege Aktuell* oder die *Vereinigung Integrationsförderung* (ViF) in München sowie das *Büro gegen Altersdiskriminierung* in Köln, um nur einige zu nennen.

Rationierung bei Osteoporose

Ein weiteres schockierendes Beispiel für die gezielte Rationierung bei älteren Menschen ist die Unterversorgung bei Osteoporose-Patienten, denen man oft notwendige medizinische Leistungen vorenthält.

Osteoporose, auch Knochenschwund genannt, tritt meist erst jenseits der Fünfzig auf, betrifft also hauptsächlich ältere Menschen. In Deutschland verursacht sie steigende Kosten im Milliardenbereich. Obwohl mit konsequenter Diagnostik und Therapie die Hälfte dieser Ausgaben eingespart werden könnte, werden derzeit nur etwa zehn bis 20 Prozent der Patienten gemäß den Osteoporose-Leitlinien behandelt. Die Folge: Sieben Millionen Osteoporose-Patienten leiden unter den Folgen von Wirbelkörperfrakturen, die hätten verhindert werden können.

Gertrud S. ist eine von ihnen. Sie erlitt eine Oberschenkelfraktur und kam in ein Stuttgarter Krankenhaus zu einem Spezialisten. Bei der Untersuchung gab sie ihm das Bild einer Computertomografie (CT), die ein Jahr zuvor gemacht worden war. Für den Arzt war die Diagnose klar: Osteoporose. Ihr Knochen war schon seit längerer Zeit brüchig geworden. Für Frau S. hingegen war das neu. Ihr voriger Arzt hatte das Thema Osteoporose nie angesprochen und sie auch nicht behandelt. So konnte der Knochenschwund weiter fortschreiten. Die Folge: Frau S. stürzte und erlitt eine Oberschenkelfraktur. Ein Knochensplitter stand ab und musste genagelt werden. Osteoporose hat oft solche Folgen. Die Knochenmasse nimmt ab, die Knochen werden porös, verlieren an Stabilität und können schon beim kleinsten Stoß brechen.

Oberschenkelhalsbrüche sind deswegen so gefürchtet, weil sie oft in den Rollstuhl oder direkt ins Pflegeheim führen. In Deutschland rechnet man pro Jahr mit 120.000 solcher Frakturen. 6.000 Betroffene überleben die Frakturen wegen Komplikationen wie zum Beispiel Lungenembolien, Herzinfarkten oder Schlaganfällen nicht.

Für Gerd Glaeske ist dies ein Skandal. In einer Studie kam er 2007 zu dem ernüchternden Ergebnis, dass etwa sieben bis acht Millionen Menschen unter Osteoporose leiden, dass aber nur etwa 70 bis 80 Prozent die Arzneimittel bekommen, die wirklich notwendig sind, um Brüche zu vermeiden. Er weist ausdrücklich darauf hin, dass es nicht nur Tabletten gegen den Knochenschwund gibt, sondern seit Kurzem sogar sehr wirksame Spritzen, die nur einmal im Monat, manche nur einmal im Jahr verabreicht werden müssen. Allerdings würden diese Jahresspritzen nur sehr selten eingesetzt, weil sie den meisten

Ärzten in der Verordnung einfach zu teuer seien. „Dies ist nur ein Vorwand", erklärt Glaeske mir gegenüber im Gespräch. „Die finanziellen Mittel, um ältere Menschen richtig zu behandeln, stehen zur Verfügung. Sie werden einfach nicht richtig verteilt und eingesetzt."

Gertrud S. muss heute mühsam wieder gehen lernen. Wäre sie früher auf Osteoporose behandelt worden, wäre ihr die Oberschenkelfraktur wahrscheinlich erspart geblieben. Viele Ärzte haben Angst, dass die Osteoporose-Behandlung ihr Budget sprengt und nehmen so enorme Folgekosten in Kauf. Diese belasten jedoch die Gemeinschaft und nicht das Budget des einzelnen Arztes. Eine Verlagerung der Kosten – auf Kosten der Alten.

Dieses Thema ist auch immer wieder Diskussionsgegenstand für die Deutsche Gesellschaft für Gerontologie und Geriatrie (DGGG). Für deren Präsident Prof. Dr. Thomas Klie ist das Verhalten der Ärzte rechtswidrig. Er stellt fest, dass Osteoporose-Patienten wie alle anderen Patienten auch einen Rechtsanspruch auf leitlinienorientierte Diagnostik und Behandlung haben und fordert gerade ältere Menschen auf, darauf zu achten, dass sie die entsprechenden Medikamente und auch die entsprechenden präventiven Maßnahmen erhalten, dass also zum Beispiel auch entsprechende Hilfsmittel wie Hüftprotektoren mit eingesetzt werden. „Darauf hat jeder Patient ein Anrecht. Jeder muss das vor Augen haben und durchsetzen."

Gertrud S. absolviert jetzt ein Krafttraining im Robert-Bosch-Krankenhaus in Stuttgart. Hier wird nach den Osteoporose-Leitlinien behandelt: Es wird trainiert, wie man Stürze verhindern und die Mobilität erhöhen kann. Medikamente sollen die Knochen dichter machen und werden nur nach dem neuesten Wissensstand eingesetzt. Frau S. ist mit Eifer dabei und erzählt, dass sie gerne am Krafttraining und an sonstigen Trainingsformen teilnimmt, weil sie hier sichtbare Fortschritte erlebt. Ihr Arzt entwickelt gemeinsam mit ihr einen Therapieplan, der individuell auf sie zugeschnitten ist. Anders als noch vor einiger Zeit weiß man heute, dass allein Vitamin D und nicht die Kombination mit Calcium sinnvoll ist. Zudem wird mit Bisphosphonaten behandelt – in Form von Tabletten oder Spritzen. Als Spritze beziehungsweise Infusion einmal im Jahr wirkt das Bisphosphonat optimal. Eine dreijährige Studie zeigte, dass damit Wirbelkörperfrakturen um 70 Prozent reduziert wurden.

Ein Schutzpolster für die Hüfte oder sogenannte Hüftprotektoren sind ein weiterer effektiver Schutz gegen Oberschenkelhalsfrakturen. Das Polster wird in beide Seitentaschen einer Hüfthose gesteckt und wirkt dann wie ein Sturzhelm für die Hüfte. Beim Sturz dämpft es den Aufprall, die Sturzenergie verteilt sich vom Oberschenkelhals in das umliegende Weichteilgewebe. So entstehen keine Brüche – allenfalls blaue Flecken. Ein Hüftprotektor kostet um die 60 Euro, während die Folgekosten einer Oberschenkelhalsfraktur pro Patient 13.000 Euro betragen. Trotzdem zahlt bisher nur eine einzige kleinere Krankenkasse. Das Landessozialgericht in Nordrhein-Westfalen hat die Kassen kürzlich zur Übernahme der Kosten für den Hüftschutz verpflichtet. Dagegen haben diese Revision eingelegt. Jetzt muss das Bundessozialgericht entscheiden.

Wenn Osteoporose-Patienten mit einer Oberschenkelhalsfraktur in ein gutes Krankenhaus kommen, werden sie therapeutisch gut versorgt. Sie erhalten dort die Hüftprotektoren, die weitere Frakturen verhindern sollen, und auch die Medikamente, die verhindern, dass die Knochen noch poröser werden. Erst wenn sie nach Hause entlassen worden sind, beginnt für viele der Leidensweg, denn die Behandlung läuft noch über einen längeren Zeitraum ambulant weiter. Werden die Medikamente aber plötzlich abgesetzt, geht der Abbau der Knochen weiter. Stürze mit dramatischen Folgen drohen. Trotzdem ist längst nicht jeder Hausarzt bereit, die vom Krankenhaus begonnene Medikation weiterzuverschreiben.

Der Chefarzt des St. Josephstifts in Bremen, Dr. Thomas Brabant, hat untersucht, wie lange Patienten mit Osteoporose die von der Klinik verordneten Medikamente vom Hausarzt weiterverschrieben bekommen. Das Ergebnis: Von 100 Patienten, denen er ein bestimmtes, ein wenig teures aber notwendiges Medikament gegen Osteoporose verordnet habe, bekamen dies ein Jahr später nur noch 25. Er räumt ein, dass dabei vielleicht ein Prozentsatz dieses Medikament nicht gut vertragen hat, ein Prozentsatz es selbst nicht weiter genommen hat – er geht aber davon aus, dass ein größerer Prozentsatz das Medikament einfach nicht mehr verschrieben bekam. Eine schockierende Erkenntnis.

Die WHO hat die Brisanz der Osteoporose erkannt und sie als eine der zehn wichtigsten Krankheiten der Zukunft eingestuft. Nach zähem Kampf von Selbsthilfegruppen und Ärzten wird sie nach der Umstellung der Finanzierung der Gesundheitskosten im Jahr 2009 endlich auch in die Liste der 60 Krankheiten aufgenommen, deren Behandlung der Gutachterausschuss des Bundes als besonders förderungswürdig eingestuft hat. Für diese Krankheiten muss der Gesundheitsfond, aus dem ab 2009 die Krankenkassen vergütet werden, mehr an die Kassen bezahlen. Ein Lichtblick für alle Betroffenen, der hoffen lässt, dass künftig bei der Therapie weniger gespart wird.

Diabetes

Gespart oder besser gesagt rationiert wird aber auch bei Patienten mit dem Diabetes mellitus Typ II, der sogenannten Altersdiabetes. Bei meinen Recherchen konnte ich in Erfahrung bringen, dass ältere Patienten von ihren Hausärzten zwar ausreichend mit Insulin und Medikamenten gegen den zu hohen Blutzucker behandelt werden, ohne dass dabei Unterschiede zwischen Kassen- und Privatpatienten gemacht werden.

Das Problem ist indes ein anderes: Beide Gruppen erhielten zu selten Medikamente, die sie vor den Spätfolgen der Zuckerkrankheit schützen. Dies ergab die weltweit erste Langzeitstudie zur Versorgungsqualität von Diabetes-Patienten, die 2008 in der „DMW" („Deutsche Medizinische Wochenschrift") veröffentlicht wurde.

Zu diesen Spätfolgen zählen unter anderem Gefäßerkrankungen, Herzinfarkt und Schlaganfall. Medikamente gegen zu hohen Blutdruck- oder zu hohe Cholesterinwerte könnten das Risiko senken. Doch nur eine kleine Minderheit der Patienten erhielt diese Mittel. Selbst wenn es zu einem Herzinfarkt oder Schlaganfall gekommen ist, werden die Patienten noch immer nicht optimal behandelt.

Die Studie deckte auch auf, dass die Hausärzte schon bei der Kontrolle des Blutzuckers schlampen. Das wichtigste Qualitätsmerkmal für die langfristige Blutzuckerkontrolle von Diabetikern ist der sogenannte HbA1c-Wert. Er sollte drei bis vier Mal pro Jahr kontrolliert werden, so fordern es seit Jahren die ärztlichen Leitlinien. Allerdings halten sich die deutschen Hausärzte nur bei den wenigsten Patienten an diese Vorgabe.

Das erschreckende Ergebnis der Studie hatte immerhin zur Folge, dass es den Ärzten gelang, den HbA1c-Wert bei einigen Patienten im Verlauf der Therapie zu verbessern. Ein Ergebnis, das die „flexible" Einstellung der Hausärzte bei vielen Patienten rechtfertigt? Was passiert aber mit den Patienten, die sich schlecht einstellen lassen und deren Werte sich verschlechtern, was ohne regelmäßige Kontrolle nicht bemerkt wird?

Das erlebte der 57-jährige Diabetiker Alfons T. Er suchte seinen Hausarzt regelmäßig zur Behandlung auf, spritzte sich seine Medikamente und glaubte alles zu tun, um den Diabetes im Griff zu behalten. Bis er plötzlich wie aus heiterem Himmel einen Herzinfarkt erlitt. Im Krankenhaus erst erfuhr er, dass der Infarkt bei besserer Kontrolle seines Arztes und entsprechender Medikation hätte vermieden werden können. Sein Blutzuckerspiegel muss nach Ansicht der Ärzte schon seit Jahren zu hoch gewesen sein. Als er seinen Hausarzt beim nächsten Besuch darauf ansprach, gab dieser sich erstaunt und meinte, bei älteren Leuten sei eine Kontrolle nicht so oft nötig. Er jedenfalls habe sich nichts vorzuwerfen. Eine skandalöse Uneinsichtigkeit.

Doch solche Behandlungsfehler passieren nicht nur in den Hausarztpraxen. Auch im Krankenhaus laufen ältere Diabetiker Gefahr, vernachlässigt zu werden.

Dies geschah auch Elke H., einer 65 Jahre alten Diabetikerin, die diese Vernachlässigung fast mit ihrem Leben bezahlte. Sie litt bereits seit fünf Jahren unter einem Diabetes mellitus. Trotz zahlreicher Versuche konnte die Insulineinstellung bei ihr aber nicht stabilisiert werden. Sie selbst wusste das, war sich des Risikos bewusst und bestimmte daher mehrmals am Tag selbst ihre Blutzuckerwerte und spritzte sich dementsprechend nach Bedarf Insulin. Bis sie eine Blinddarmentzündung hatte und operiert wurde. In der Klinik wurde der Blutzucker zuletzt am Mittag des Operationstages kontrolliert, dann nicht mehr, obwohl die instabile Insulineinstellung der Patientin bekannt war. Niemand bemerkte es, als die Werte entgleisten. Im Laufe der Nacht traten klinische Warnsymptome auf. Elke H. wurde übel, sie musste sich erbrechen, litt an Bewusstseinstrübung und wurde kurzatmig. Die Nachtschwester reagierte nicht auf diese Symptome, sondern erklärte sie damit, dass man mit steigendem Alter Operationen eben schlechter vertrage. Als am anderen Tag endlich der Blutzuckerwert bestimmt wurde, lag er schon bei über 500 mg/dl, nicht weit von einem drohenden Koma. Elke H. konnte erst in letzter Sekunde gerettet werden.

Die Nachtsschwester hätte sofort Alarm schlagen müssen, denn die Symptome waren eindeutig. Unglaublich aber wahr, dass die Schwester sie dem Alter der Patientin zuschrieb, 65 Jahre.

5. Ist Schmerz im Alter „normal"?

Rationierung bei Schmerzmitteln

Wir alle haben wohl vor nichts so sehr Angst wie davor, im Alter jahrelang unter permanenten Schmerzen zu leiden. Für viele ältere Menschen sind häufige Schmerzen der Normalfall. Schlimm aber ist: Gerade bei ihnen wird besonders an Schmerzmitteln immer wieder gespart. In unserer Gesellschaft scheint allgemein die Ansicht weit verbreitet, Schmerz und Alter seien nun einmal untrennbar miteinander verbunden und daher unvermeidlich. Bei meiner Recherche erfuhr ich, dass Schmerzen im Alter auch für viele Ärzte offenbar ganz selbstverständlich sind. Einige scheinen zu glauben, wenn man älter ist, könne man ruhig etwas mehr aushalten.

Viele ältere Patienten berichteten mir, dass sie trotz starker Schmerzen keine oder zu wenig Schmerzmittel verordnet bekommen. Beruhigungsmittel – jederzeit. An Schmerzmitteln aber wird gespart.

Das musste auch die 68-jährige Friederike G. aus dem Raum Köln erleben, die mit starken Schmerzen in den Händen zum Rheumatologen überwiesen wurde. Noch bevor sie ihm all ihre Beschwerden schildern konnte, kam schon die Frage, was sie eigentlich erwarte. Sie könnte wirklich zufrieden sein, schließlich habe sie doch schon ein schönes Alter erreicht. Da käme es eben zu ersten Verschleißerscheinungen.

Bei 68 bereits von einem schönen Alter zu sprechen, ist wohl eindeutig ignorant. Den Berechnungen des Statistischen Bundesamtes zufolge hat eine 60-jährige Frau heute eine Lebenserwartung von weiteren 24 Jahren, ein 60-jähriger Mann kann statistisch gesehen noch 80 werden. Tendenz steigend. Im Jahre 2050 wird der Mittelwert bei 88 Jahren für Frauen und 84 Jahren für Männer liegen. Legt man diese Zahlen zugrunde, so erwartete der Rheumatologe ganz offensichtlich von seiner Patientin, weitere 20 Jahre mit Schmerzen zu verbringen.

Auch in einem anderen Fall wurden Schmerzen als selbstverständlich betrachtet und dem Patienten sollte eine wichtige Behandlung versagt bleiben. Elmar Z. war Ende 50 und als Gärtner den ganzen Tag draußen im Freien, meistens in der Hocke oder in gebückter Stellung. Als seine Rückenschmerzen immer stärker wurden, bat er seinen Arzt, ihm ein Rezept für eine Rückenschule zu verschreiben. Der Arzt untersuchte ihn und gab dann zu bedenken, dass die Schmerzen auf Verschleißerscheinungen zurückzuführen seien. Eine Therapie wäre in diesem Fall kaum sinnvoll, da es sehr lange dauern würde, bis sich ein Erfolg einstellen würde. „Im Übrigen ist es in ihrem Alter und bei ihrem Beruf ohnehin sinnvoll, in Rente zu gehen", riet er ihm. Die Rückenschule verweigerte ihm der Arzt glatt.

Doch Elmar Z. akzeptierte dies nicht, wandte sich an einen anderen Arzt und bekam bei diesem anstandslos das Rezept. Schon nach einigen Monaten konnte er wieder arbeiten und ist auch heute, drei Jahre später, noch nicht in Rente.

Nur – wo kein Kläger, da kein Richter. Tatsächlich wehren sich viele ältere Patienten nicht. Das hat wohl mehrere Gründe. Zum einen gibt es sicherlich zu viele Menschen, die trotz gegenteiliger Empfindung glauben, der Arzt sei im Zweifelsfall mit seiner Einschätzung im Recht. Zum anderen wissen gerade ältere Patienten viel zu wenig über ihre Rechte. Sagt ein Arzt ihnen dann: „Es geht nicht", so glauben sie ihm. Erstaunlich wenige kommen, so wie Herr Z., auf die Idee, den Arzt zu wechseln, bei dem sie schon viele Jahre in Behandlung sind. Ein weiteres Problem: Ältere Patienten haben keine Lobby und zu wenig Anlaufstellen, die sich für die Rechte der Älteren einsetzen. Sie wissen nicht, wo sie diese einklagen und an wen sie sich wenden können.

Umfragen zufolge leidet etwa die Hälfte aller Menschen über 65 Jahren häufig unter Schmerzen. Trotzdem ist gerade diese Altersgruppe schmerztherapeutisch bei weitem nicht optimal versorgt.

Gerd Glaeske nennt in einer Studie Zahlen. Danach sind 80 Prozent der Älteren mit Schmerzmitteln unterversorgt. Ein dramatisches Ergebnis, weiß man doch, dass Schmerzen im Gehirn Spuren hinterlassen.

In den USA wurde bereits in den 40er Jahren des 20. Jahrhunderts die erste Schmerzklinik gegründet, weil man erkannt hatte, dass chronische Schmerzen einen eigenen Krankheitswert haben und speziell und interdisziplinär behandelt werden müssen. In Deutschland gab es die ersten Schmerzkliniken erst in den 70er Jahren.

Schmerzen sind sinnvoll und erfüllen eine wichtige biologische Funktion, nämlich als Warnsignal, wenn sie akut als Folge einer Krankheit auftreten. Nach Schätzung der Deutschen Schmerzliga leiden allein in Deutschland rund zwölf Millionen Menschen an ständigen oder wiederkehrenden Schmerzen. In vielen Fällen können körperliche Ursachen wie Gelenkschäden oder Tumoren das

Leiden erklären. Ein bis zwei Millionen Betroffene befinden sich jedoch in einem sogenannten „problematischen Schmerzzustand": Ihre Schmerzen können nicht mit einer konkreten Krankheit in Zusammenhang gebracht werden. Sie haben sich verselbstständigt und sind zu einer eigenständigen Krankheit geworden – der chronischen Schmerzkrankheit.

„Mit all seinen Facetten ist Schmerz damit das häufigste Krankheitsbild überhaupt – häufiger als Diabetes, häufiger als Krebs und häufiger als Herz-Kreislauf-Erkrankungen", kann man im „Weißbuch Schmerz" nachlesen, das im Herbst 2008 beim Deutschen Schmerzkongress vorgestellt wurde.

Trotzdem taucht der chronische Schmerz in den meisten Statistiken, die die Bedeutung von Krankheiten erfassen, gar nicht auf, was dramatische Folgen für politische Entscheidungen hat. Denn was nicht von der Statistik erfasst wird, existiert auch nicht: „Trotz großer Fortschritte in der Schmerzforschung während der letzten beiden Dekaden wurde die Patientenversorgung nicht analog verbessert", erklären die Experten, die auf die besondere Problematik des chronischen Schmerzes hinweisen.

Wie Schmerzen chronisch werden können, lässt sich folgendermaßen erklären: Nervenzellen sind äußerst sensibel und auf fatale Weise lernfähig. Erhält zum Beispiel eine Nervenzelle im Rückenmark einen Schmerzreiz, gibt sie ihn als einfaches Signal ans Gehirn weiter. Taucht derselbe Reiz in regelmäßigen Abständen auf, reagiert die Zelle von Mal zu Mal heftiger. Auch wenn der Reiz nicht stärker wird, feuert sie trotzdem weiter Signale ans Gehirn: Die Zelle wird „spontanaktiv". Zuletzt braucht es nicht einmal mehr einen Schmerzreiz, um die Zelle am

Feuern zu halten; Schmerzen werden nun auch gefühlt, wenn die Schmerzursache schon längst geheilt ist, denn die Schmerzen haben ihre Leit- und Warnfunktion verloren. Der Grund: Das Gehirn „lernt" den unerwünschten Schmerz und baut so ein Schmerzgedächtnis auf, das die Schmerzen nicht mehr vergisst. Selbst harmlose Reize wie zum Beispiel Berührungen können jetzt schon eine Schmerzempfindung auslösen. So entwickeln sich Schmerzen zu einer eigenständigen, chronischen Krankheit und bestimmen fortan das ganze Leben des Schmerzkranken und seiner Angehörigen.

Diesen Effekt hat auch Elsa P. erlebt. Sie ist 80 Jahre alt, leidet unter Rückenschmerzen, ist aber sonst noch mobil. Sie versorgt sich selbst in ihrer Wohnung, geht jeden Tag einkaufen oder ins Café. Doch bis zu ihrer Wohnung hat sie 40 Stufen zu bewältigen, eine Herausforderung, die ihr große Schmerzen bereitet. Als sie ihren Hausarzt deswegen aufsuchte, sagte er ihr, er wisse auch nicht, was ihr eigentlich fehle, und schickte sie zum Orthopäden. Der Orthopäde machte eine Röntgenaufnahme, konnte die Ursache der Schmerzen aber offenbar nicht finden und wollte sie ohne Diagnose nach Hause schicken. Erst als Elsa P. nachhakte, teilte man ihr mit, dass sie nicht an Osteoporose leide (dies hatte der Arzt offensichtlich vermutet). Auch ihre Medikamente seien gut. Der Orthopäde verwies sie an ihren Hausarzt: Der werde einen Bericht erhalten und ihr dann alles erklären. „Können Sie es mir denn nicht sagen?", bat die Patientin. Da wurde der Arzt ungeduldig und wies Elsa P. darauf hin, dass er noch andere Patienten habe. Er könne im Moment nicht mehr für sie tun. „Können Sie mir denn nicht wenigstens Spritzen gegen die Schmerzen geben?", hakte sie weiter nach. Die Reaktion:

Der Arzt war sichtlich genervt und erklärte Elsa P., da könne man wirklich nichts machen, das sei eben das Alter.

Unglücklicherweise machte Elsa P. bei ihrem Hausarzt eine ähnliche Erfahrung. Als sie auch ihn um Spritzen gegen die Schmerzen bat, meinte dieser: „Sie können sich doch nicht den Rest ihres Lebens spritzen lassen oder Schmerztabletten schlucken. Da bin ich strikt dagegen." Auch der Hausarzt verwies auf ihr Alter, mit den Worten: „Da müssen Sie eben durch."

Als Elsa P. mir diese Geschichte erzählte, war sie sichtlich bedrückt. „Ich habe schon das Gefühl, die denken sich: Das lohnt sich nicht mehr bei einem so alten Weib."

Einem Patienten die schmerzlindernde Spritze zu versagen ist – abgesehen von der Grausamkeit dieses Tuns – eine eindeutige Diskriminierung und die Verweigerung medizinischer Hilfe. Klaus Kutzer, Vorsitzender Richter am Bundesgerichtshof a.D., erklärt ausdrücklich, dass es einen Rechtsanspruch auf eine ausreichende Schmerztherapie gibt.

„Natürlich kann es keinen Rechtsanspruch auf Schmerzfreiheit geben", schreibt der Jurist, „weil die moderne Medizin leider nicht immer in der Lage ist, die Patienten restlos von all ihren Schmerzen zu befreien. Doch der Arzt muss das anbieten, was heute medizinisch möglich ist. Dies ergibt sich schon aus dem Vertrag, den der Patient vor Behandlungsbeginn automatisch mit dem Arzt schließt. Kann der Arzt die Schmerzen nicht angemessen lindern, muss er seinen Patienten an einen Spezialisten mit der Zusatzbezeichnung ‚Spezielle Schmerztherapie' überweisen", so Kutzer.

Verstößt der Arzt gegen diese Pflicht, kann er zu Schadenersatz oder Schmerzensgeld verurteilt werden, erklärt

Kutzer. Trotz diesem juristisch eindeutigen Tatbestand scheinen sich vor allem viele Hausärzte nicht an die Vorschrift zu halten.

Ein weiteres häufiges Problem: Der Wechsel von Präparaten und Wirkstoffen. Er ist das Ergebnis von Rationierungsbestrebungen, die für die betroffenen Patienten teilweise sehr schmerzhafte Folgen haben können.

Die 66-jährige Inge K. leidet unter Blasenkrebs und wurde mit Schmerzmitteln auf Morphinbasis behandelt. Sie erzählte mir, dass sie plötzlich andere Schmerzmittel als gewohnt verordnet bekam, worauf ihre Schmerzen wieder stark zunahmen. Auf Nachfrage erklärte der Hausarzt ihr, das könne nicht sein. Der Wirkstoff sei der gleiche. Trotzdem wurden die Schmerzen immer stärker und Inge K. bat darum, wieder ihre alten Schmerzmittel verordnet zu bekommen. Dies lehnte ihr Arzt mit der Begründung ab, er müsse ökonomisch handeln und sei gezwungen, sein Budget einzuhalten. Gerade sie als älterer Mensch müsse dafür doch am ehesten Verständnis aufbringen können. Schließlich brauche man im Alter mehr Medikamente als Jüngere.

Der Hintergrund für diese Medikamentenumstellung ist ein Rahmenvertrag, der Anfang 2008 zwischen den Spitzenverbänden der Krankenkassen und dem Deutschen Apothekerverband e.V. geschlossen wurde. Ihm zufolge sollen Patienten statt der bisher verschriebenen Medikamente künftig billigere Medikamente verordnet bekommen, sofern solche mit gleichem Wirkstoff vorhanden sind. Die deutsche Gesellschaft für Schmerztherapie lehnt diesen Vertrag in einer Resolution vom März 2008 ab und weist ausdrücklich darauf hin, dass viele Patienten darunter leiden, wenn Betäubungsmittel gegen Schmerzen gegen ein anderes Präparat ausgetauscht werden. Selbst bei gleicher Substanz und Substanzmenge unterschiedlicher Präparate bestünden für den Patienten trotzdem spürbare Unterschiede hinsichtlich Aufnahme und Wirkweise des Arzneimittels im Körper.

Das wird durch eine Studie eindrucksvoll belegt. 85 Prozent der Patienten erlitten nach der Umstellung der Schmerzmittel eine signifikante Zunahme der Schmerzen und damit verbunden eine gravierende Beeinträchtigung der Lebensqualität. Skandalös: Im Gegensatz dazu ist die immer wieder aufgestellte Behauptung, eine Umstellung auf wirkstoffgleiche Medikamente sei problemlos, in keiner einzigen Untersuchung belegt worden.

Nur aus ökonomischen Gründen billigere Schmerzmittel zu verschreiben lehnen die Schmerzexperten deshalb ab.

Das Traurige ist nur, dass gerade viele niedergelassene Ärzte nicht einmal wissen, dass verschiedene Präparate sehr unterschiedlich wirken.

Gerade bei der Versorgung mit Schmerzmitteln ist ein eklatanter Unterschied zwischen der Behandlung beim Hausarzt und im Krankenhaus festzustellen. Beim Hausarzt ist die Versorgung selbst bei akuten, sehr schmerzhaften Verletzungen oft unzureichend.

Dies bekam die 62-jährige Eva C. zu spüren, die mit dem Fahrrad stürzte und sich eine Rippenfraktur zuzog. Ihr Hausarzt meinte nach kurzem Abtasten, es sei eine Rippenprellung und würde von alleine wieder heilen. Er müsse sie nicht krankschreiben. Erst als die Schmerzen unerträglich wurden, schickte er sie zum Röntgen, wo eine Fraktur festgestellt wurde. Unter großen Schmerzen machte sie sich auf den Weg zu ihrem Arzt, um etwas gegen die Schmerzen zu bekommen. Er unterschätzte die Verletzung ganz offensichtlich, denn man ließ sie erst einmal zweieinhalb Stunden im „EKG-Zimmer" warten. Als die Patientin schon genug hatte und sich entschloss, nach Hause zu gehen, kam sie endlich an die Reihe. Doch der behandelnde Arzt zeigte sich nicht etwa verständnisvoll, sondern war von ihrer Ungeduld sichtlich genervt.

Den Argumenten der Patientin, dass sie Schmerzen habe, hielt er entgegen, dass eine Prellung nun mal schmerzhaft sei. „Andere haben das auch und machen kein solches Theater. Sie können offensichtlich wenig aushalten", meinte er. „Das ist eine Fraktur und keine Prellung", wehrte sich Eva C. Ihr Arzt schaute sich nochmals den Brief des Röntgenarztes an und meinte dann: „Tatsächlich, die Rippe ist gebrochen."

Der Arzt verschrieb ihr ein gängiges Schmerzmittel in einer niedrigen Konzentration, außerdem nur eine kleine Packung. Obwohl sie statt drei Tabletten täglich acht nahm, hatte Eva C. weiterhin starke Schmerzen. Die Packung war bereits nach drei Tagen aufgebraucht.

Zur Arbeit konnte die Frau wegen ihrer Schmerzen natürlich nicht gehen. Als sie den Arzt deswegen nochmals aufsuchte, verschrieb er ihr sehr zögernd ein anderes Schmerzmittel, aber auch dieses blieb wirkungslos.

Am Abend ging sie in die Notfallambulanz und erhielt erst dort ein opiathaltiges Medikament und eine Krankschreibung für den Arbeitgeber.

Dass überkommene Vorurteile bzw. Unkenntnis bei manchen Ärzten gerade bei starken Schmerzmitteln noch immer verbreitet sind, konnte ich mehrfach recherchieren. Das folgende Beispiel zeigt die möglichen Konsequenzen.

Die 60-jährige Klara S. litt an Eierstockkrebs im Endstadium. Im Krankenhaus war sie durch eine Morphiumtherapie fast schmerzfrei. Doch sie wünschte sich, zu Hause zu sterben und ließ sich entlassen. Sohn und Schwiegertochter richteten ihr liebevoll ein Bett im Erdgeschoss. Freunde, Bekannte und Nachbarn gingen ein und aus. Doch schon bald wurden die Schmerzen unerträglich. Die Patientin versuchte, damit zu leben und sie irgendwie auszuhalten – vergeblich. Die Schmerzmittel, die der Hausarzt ihr verschrieben hatte, vertrug sie ganz offensichtlich nicht, denn sie musste die Tabletten immer wieder erbrechen.

Auf mehrfache Nachfrage gab er den Betreuenden Spritzen „für alle Fälle", und zeigte ihnen, wie man damit umgeht. Die Spritze half auch immer – aber nur für kurze Zeit. Doch mehr wollte er nicht verschreiben. Als die Angehörigen sich erkundigten, warum die Mutter denn nicht die gleiche Therapie haben könne wie im Krankenhaus, lehnte er dies strikt ab. Seine Begründung: Das sei eine Morphiumtherapie gewesen, die zum einen süchtig machen und zum andern den Tod beschleunigen könne. Er wich nicht von seiner Entscheidung ab und so musste die arme Frau monatelang unter großen Schmerzen auf ihren Tod warten, bis er sie endlich erlöste.

Bei dem 62-jährigen Egon R. sparte der Arzt nicht nur das Schmerzmittel sondern gleich auch die örtliche Betäubung mit ein und verpasste dem Patienten eine Blasenspiegelung „pur". Jeder Mann kann sich bestimmt vorstellen, wie schmerzhaft das ist. Als der Mann dem Arzt sagte, dass er es kaum noch aushalte, meinte der Urologe, er solle sich nicht so anstellen. Als älterer Mensch hätte man wohl gelernt, die Zähne zusammenzubeißen. „Betäubungsmittel sind schließlich nicht billig und für eine so kurze Zeit, wie die Untersuchung dauert, auch nicht nötig", fügte er hinzu.

Eine unnötige Quälerei ohne jede medizinische Indikation. Falsche und überkommene Klischees seien schuld daran, dass es noch immer keine Selbstverständlichkeit ist, die unbestreitbar großen Fortschritte der modernen Schmerzmedizin möglichst vielen Schmerzpatienten zugutekommen zu lassen, klagt der Präsident der Österreichischen Schmerzgesellschaft Rudolf Likar. Die Vorstellung, dass eine Morphiumtherapie süchtig mache, sei auch unter Medizinern immer noch weit verbreitet. Dabei schaffe die moderne Form der Morphiumtherapie keine körperlichen Abhängigkeiten. Der Morphiumspiegel wird konstant gehalten, die den Schmerz hemmenden Substanzen werden langsam ausgeschüttet und sorgen so für eine bessere Lebensqualität des Patienten.

In der Stellungnahme des Nationalen Ethikrates aus dem Jahr 2006 „zur Selbstbestimmung und Fürsorge am Lebensende" heißt es: „Der Arzt ist dem Wohl des ihm anvertrauten Patienten verpflichtet. Gemäß einer langen ethischen und standesrechtlichen Tradition hat er sein Handeln auf die Erhaltung des Lebens, die Wiederherstellung der Gesundheit und die Vermeidung von Krankheit und Leiden auszurichten."

Die Deutsche Gesellschaft für Schmerztherapie und die Deutsche Schmerzliga vertreten den Standpunkt, dass Schmerzen nicht sein müssen, weil es heute sehr wirksame Methoden zur Schmerzkontrolle gibt. Sie weisen darauf hin, dass die deutsche Schmerzforschung international anerkannt sei. Auf dem Gebiet der Erforschung des neuropathischen Schmerzes sei Deutschland sogar weltweit führend. Dennoch bestehe ein Missverhältnis zwischen der Bedeutung chronischer Schmerzen für die Patienten und für die Gesellschaft und der Förderung der Schmerzforschung: Für sie werden weniger als ein Prozent der Folgekosten chronischer Schmerzerkrankungen aufgewendet.

Im „Weißbuch Schmerz" empfehlen die Präsidenten der deutschen Schmerzorganisationen eine Reihe von Maßnahmen, um die Versorgung von Schmerzpatienten in Deutschland nachhaltig zu verbessern:
- Die Schmerzforschung muss stärker als bisher unterstützt werden.
- Die Schmerzforschung muss Teil der Gesundheitsforschung werden.
- Schmerzbehandlung und -diagnostik muss Pflichtfach der Medizinerausbildung werden.
- Sie muss als Weiterbildung in alle Facharztausbildungen einziehen.
- Die Ausbildungsmöglichkeit zum Facharzt für Schmerztherapie muss geschaffen werden, denn davon profitiert letztlich auch die Schmerzforschung.
- Wir brauchen bessere Vorsorgemaßnahmen, frühzeitig beginnende Schmerztherapie und interdisziplinäre Behandlung chronischer Schmerzen.
- Wir brauchen mehr ambulante und stationäre Schmerz-

zentren, in denen Schmerzpatienten von Medizinern und Therapeuten verschiedener Fachrichtungen gemeinsam behandelt werden.

- Mitglieder aller gesetzlichen Krankenkassen sollen Zugang zu diesen Schmerzzentren haben, denn nur so kann die Chronifizierung von Schmerzen verhindert werden. Dafür sind auch keine neuen Mittel notwendig, die vorhandenen Mittel müssen nur effektiver genutzt werden.
- Diagnostik und Therapie von Schmerzen müssen auch in den Leistungsverzeichnissen der gesetzlichen Krankenkassen sowie in den Fallpauschalen der Kliniken adäquat abgebildet werden.
- Chronische Schmerzen sollten zudem als eigenständige Erkrankung in die Statistiken aufgenommen werden. Nur so wird Schmerz nicht mehr nur als ein Symptom anderer Erkrankungen wahrgenommen.

Diese Forderungen betreffen natürlich alle Schmerzpatienten, die älteren sind trotzdem besonders betroffen, weil sie von vielen Ärzten schlechter mit Schmerzmitteln versorgt werden als jüngere Schmerzpatienten. Sie sind nicht so fordernd wie junge Leute und glauben eher, wenn ihnen gesagt wird, dass Schmerzen zum Altern gehören und man eben die Zähne zusammen beißen muss.

6. Falsche Medikation und gefährliche Wechselwirkungen

Wenn Medikamente krank machen

Obwohl viele Mediziner mit Schmerzmitteln sparen, werfen sie für andere Medikamente das Geld quasi zum Fenster hinaus. Denn wie viele Studien zeigen konnten, bekommen ältere Patienten häufig viel zu viele Medikamente verschrieben. Ein Grund dafür ist sicherlich auch, dass das Vertrauen der Älteren in Medikamente hoch ist und sie ihre Hausärzte drängen, ihnen diese Medikamente zu verschreiben. Jedoch ist für Mediziner und Pharmakologen das Angebot heute kaum mehr zu überschauen. Bei einer Masse von 60.000 Medikamenten sind beide heute oft überfordert. Und jedes Jahr kommen neue Medikamente hinzu. Doch je mehr Medikamente ein Mensch einnehmen muss, umso größer wird das Risiko von unerwünschten Wechselwirkungen und Nebenwirkungen.

Da chronische Krankheiten im höheren Lebensalter häufiger sind und Arzneimittel daher im Alter in der Regel eher über einen langen Zeitraum angewendet werden, ist es wichtig, dass Ärzte einen ausreichenden Überblick über die Neben- und Langzeitwirkungen dieser Arzneimittel haben.

Experten beklagen immer wieder fehlendes Wissen und Kompetenzlücken bei vielen Ärzten, gerade bei der Behandlung älterer Menschen. Und dies ist auch nicht erstaunlich, denn was gerade bei älteren Menschen im Körper passiert, wenn Pillen miteinander in Wechselwirkung treten, ist nur spärlich erforscht.

Wissenschaftliche Studien decken lediglich rund sieben Prozent der möglichen Zweierkombinationen ab, bei der Einnahme mehrerer Medikamente gleichzeitig fehlen oft Erfahrungswerte über mögliche Wechselwirkungen. Schon die Wirkweisen der einzelnen Arzneimittel sind häufig komplex, im Zusammenspiel wird diese Komplexität dann potenziert und dabei kaum noch analysierbar. So wissen zum Beispiel Fachärzte nicht immer etwas über die anderen Grunderkrankungen, unter denen ein Patient noch leidet, und kennen auch die Medikamente nicht, die er schon einnimmt.

Der Arzneimittelreport 2006 warnt, dass Ärzte leider immer noch zu häufig Arzneimittel zu hoch dosiert verschreiben oder Wirkstoffe verordnen, die bei älteren Menschen nicht angewendet werden sollten. Der Report zeigt auch, dass 35 Prozent der älteren Männer und 40 Prozent der älteren Frauen etwa neun Arzneimittel gleichzeitig einnehmen – vom Arzt verschriebene Medikamente. Neben dem Risiko an Nebenwirkungen auch eine unerhörte Verschwendung an Mitteln.

Ältere Menschen vertragen Medikamente anders als die jungen, gesunden Männer, an denen Arzneimittel normalerweise getestet werden. Trotzdem werden die Erkenntnisse aus diesen Studien oftmals unkritisch auf die älteren Patienten übertragen – passende Informationen für diese Altersgruppe, insbesondere bei Multimorbidität (Mehrfacherkrankung), sind leider nur selten verfügbar.

Auch die gesundheitspolitische Sprecherin der SPD, Carola Reimann, beklagt, dass es kaum Studien gibt, die zwischen Jungen und Alten, Frauen und Kindern unterscheiden. Gerade die ‚ältere Dame‘ sei bei Studien kaum berücksichtigt. „Obwohl das Alter nun einmal weiblich ist", fügt sie hinzu.

Es gibt verschiedene Gründe dafür, warum Medikamente gerade bei älteren Patienten anders wirken: Ältere haben einen anderen Stoffwechsel als Junge. Mit dem Alter nimmt der Anteil an Körperflüssigkeit ab, während der Anteil an Fettgewebe ansteigt. Das wirkt sich auch auf die Arzneistoffverteilung im Körper aus, besonders deshalb, weil bei alten Menschen das Durstgefühl absinkt und sie oft zu wenig Flüssigkeit zu sich nehmen. Die Leber wird kleiner und kann die Arzneimittel nicht mehr so gut abbauen. Zudem nimmt die Nierenfunktion ab, ein wichtiger Faktor, der bei der Therapie berücksichtigt werden muss.

Gerd Glaeske beklagt, dass viele Ältere nicht wegen einer Krankheit im Krankenhaus behandelt werden, sondern ausschließlich wegen Arzneimittelnebenwirkungen. Er nennt auch die am häufigsten verordneten Wirkstoffe, die wegen schwerer Nebenwirkungen nicht bei Älteren angewendet werden sollten: Medikamente gegen Depressionen wie Amitriptylin und Doxepin. Sie können Schwindelgefühle, Kopfschmerzen, Probleme beim Wasserlassen, Beeinträchtigung oder Verschlechterung des Sehvermögens, Krampfanfälle oder gefährliche Herzrhythmusstörungen hervorrufen.

Beim Blutdrucksenker Nifedipin steigt das Risiko für Herzinfarkte oder Schlaganfälle. Ein anderes Medikament gegen Bluthochdruck, Doxazosin, kann zu Nebenwirkungen wie Schwindel, Übelkeit oder einer kurzen Ohnmacht führen, bei Männern kann es zudem zu einer schmerzhaften Dauererektion kommen. Es kann den Herzschlag beschleunigen und einen Angina-Pectoris-Anfall auslösen (Atemnot mit einem Gefühl der Brustenge). Abhängig von der Dosierung können depressive Verstimmungen auftreten. Auch Diuretika werden zur Senkung des Blutdrucks eingesetzt. Da sie als wasserausschwemmende Mittel wirken, kann es bei älteren Menschen oft zur Austrocknung (auch in den Augen, wo sich weniger Tränenflüssigkeit bildet), zu Krampfanfällen mit Verwirrtheit, zu Gichtanfällen oder zu einer verstärkten Gefahr von Thrombosen oder Embolien kommen (Folge des „eingedickten" Blutes), um nur einige der möglichen Nebenwirkungen zu nennen. Wenn man nämlich viel Wasser verliert, verliert der Körper auch viele wichtige Elektrolyte, also Salze wie Kalium.

Natürlich ist es oft einfach notwendig, solche Medikamente anzuwenden. Es geht auch keinesfalls darum, ihre Gabe grundsätzlich in Frage zu stellen. Es ist jedoch wichtig, dass Ärzte ein Bewusstsein dafür bekommen, dass diese Substanzen bei Unter-, Über- oder Fehldosierung oder der unerwünschten Interaktion mehrerer Medikamente sehr gravierende Nebenwirkungen haben.

Dies betrifft auch die Substanz Pentoxifyllin, die oft gegen arterielle Durchblutungsstörungen verschrieben wird. Sie kann die Wirkung von Insulin und blutzuckersenkenden Tabletten verstärken, daher muss der Blutzucker häufiger kontrolliert werden. Weitere mögliche Nebenwirkungen sind starker Juckreiz, Herzrasen, Atemnot, Schwächesymptome und Herzrhythmusstörungen.

Marita Halfen von *Handeln statt Misshandeln* in Bonn hat oft erlebt, dass sich Ärzte nicht dafür interessieren, was andere Ärzte, die den gleichen Patienten mitbehandeln, bereits verordnet haben. So bat die Betreuerin einer älteren Dame sie um Hilfe.

Erika M. war mit vier Medikamenten aus einer psychiatrischen Klinik entlassen und danach von einem Psychiater und einem Allgemeinarzt weiterbehandelt worden. Bereits wenige Wochen später war Erika M. in einem wirklich desolaten Zustand. Frau Halfen riet der Betreuerin nachzuprüfen, welche Medikamente die Frau überhaupt einnehme. Das Ergebnis war erschreckend. Der Hausarzt hatte Bluthochdrucktabletten und Psychopharmaka verschrieben, der Psychiater nochmals Bluthochdrucktabletten, ein weiteres Psychopharmakum und Antidepressiva. Die Wechselwirkungen waren lebensbedrohlich. Erika M. konnte erst nach der Einweisung in die Psychiatrie geholfen werden. Dass sie diese Rosskur überlebt hat, ist ein wahres Wunder.

Was eine Therapie älterer Patienten noch zusätzlich erschwert, ist, dass es im Alter gar nicht sinnvoll ist, jede behandelbare Krankheit separat zu betrachten und jeweils bestmöglich zu behandeln. Auch das ein Resümee des Arzneimittelreports 2006. Stattdessen sollten die wichtigsten Krankheiten erkannt und adäquat therapiert werden. Stärker als bei vielen anderen Patientengruppen sei die Arzneimitteltherapie älterer Patienten nämlich von der Erfahrung des Therapeuten abhängig. Was aber, wenn der Therapeut diese Erfahrung gar nicht hat oder kein Gespür dafür, was tatsächlich wichtig ist? Wenn er keine Diagnose stellen kann und dann die Beschwerden dem Alter zuschreibt? Das passiert leider sehr häufig, meint Rolf Hirsch.

Er macht das an einem Witz deutlich: „Eine alte Frau geht zum Arzt. Das rechte Knie tut ihr sehr weh. Der Arzt untersucht sie, kann die Ursache für den Schmerz aber nicht finden. Schließlich sagt er: ‚Liebe Frau, das liegt am Alter.' Da entgegnet ihm die Frau: ‚Das glaube ich Ihnen gerne, nur mein anderes Knie ist genauso alt. Dem fehlt aber nichts.'"

Für Hirsch ist es meist eine Ausrede, wenn Ärzte eine Krankheit aufs Alter schieben. Alter hat mit Krankheit an sich nichts zu tun, stellt er fest. Natürlich kommt es im Alter zu verschiedenen Beschwerden, die sich zu chronischen Krankheiten auswachsen können, wenn der Arzt nicht entsprechend reagiert. Merkwürdig findet er nur, dass viele alte Menschen das annehmen. Sie sagen schon von sich aus: „Ich bin ja sowieso alt, was kann ich noch erwarten."

Deshalb ist es für ältere Patienten wichtig, aus diesem Muster auszubrechen und sich zu wehren; sie müssen sich trauen, dem Arzt auch zu widersprechen oder den Arzt zu wechseln – wenn gar nichts mehr geht. Das ist manchmal der einzige Weg, diesem Teufelskreis zu entkommen.

Vielfach führen unerwünschte Wechselwirkungen von Arzneimitteln auch zum Tod. Natürlich ist es schwer, hierfür konkrete Zahlen zu ermitteln. Fest steht: In den USA geht man inzwischen davon aus, dass an den Folgen von Arzneimittelwechselwirkungen mehr Menschen sterben als durch Verkehrsunfälle.

Auch schwedische Forscher veröffentlichten im September 2008 eine Studie, die zeigte, dass mehr als fünf Prozent aller Todesfälle in Krankenhäusern durch unerwünschte Nebenwirkungen von Arzneimitteln verursacht werden.

Anna K. Jörnsson, Pharmakologin und Leiterin der Studie, bemängelte, dass der Anteil der tödlichen Nebenwirkungen an Sterbefällen insgesamt deshalb schwer zu ermitteln sei, weil beim Ausstellen von Totenscheinen die Nebenwirkungen von Medikamenten meist nicht berücksichtigt werden. Das ist nicht weiter verwunderlich. Wer soll sie auch als Todesursache auf den Totenschein schreiben? Etwa der Arzt, der die Medikamente selbst verordnet hat? Ist es nicht absurd, dass der behandelnde Arzt selbst auch den Totenschein ausstellt? Eine Kontrolle der Ärzte wird so verhindert und Behandlungsfehler oder Tod durch Nebenwirkungen werden niemals offengelegt.

Bereits vor zehn Jahren hat Bernd Brinkmann, Rechtsmediziner in Münster, in einer an 23 rechtsmedizinischen Instituten durchgeführten Studie hochgerechnet, dass in Deutschland etwa 11.000 nicht natürliche Todesfälle übersehen werden. Alarmierende Zahlen, ohne dass Taten folgten. Viele Kritiker, unter ihnen auch Ärzte, verlangen, dass die „Totenschau" nur von besonders ausgebildeten Ärzten durchgeführt werden sollte. Viele Ärzte seien gar nicht befähigt, einen Totenschein auszustellen. „Viele von ihnen tun sich schwer im Umgang mit Toten", so Brinkmann, „viele begnügen sich mit einem flüchtigen Blick, entkleiden die Toten nicht vorschriftsmäßig, um nach Hinweisen für die Todesursache zu suchen." Manche Ärzte hätten gar Mühe, Totenflecken von einem Bluterguss zu unterscheiden.

Wie sollen diese Ärzte dann eine hellrote Verfärbung als Anzeichen einer Kohlenmonoxidvergiftung erkennen? Dies wäre im folgenden Fall angezeigt gewesen.

Ein Hausarzt war zu seiner 70 Jahre alten Patientin gerufen worden, die er in der Vergangenheit regelmäßig wegen einer Herz-Kreislauf-Schwäche betreut hatte. Als er in der

Wohnung eintraf, fand er die Frau tot auf dem Rücken liegend im Wohnzimmer. Da keinerlei Atemtätigkeit, kein Pulsschlag und auch keine Pupillenreaktion mehr vorhanden waren, hielt er in der Todesbescheinigung als Todesursache ein Herz-Kreislauf-Versagen infolge eines Herzinfarkts fest. Das Alter der Patientin lege einen solchen Schluss nahe. Eine Spurensuche wurde nicht für nötig gehalten.

Wie sich später eher zufällig herausstellte, wurde bei der Untersuchung jedoch übersehen, dass die Verstorbene besonders im Rückenbereich deutlich ausgeprägte hellrote Totenflecken aufwies, Totenflecken, die gerade bei Kohlenmonoxydvergiftungen typischerweise auftreten. Tatsächlich war die Patientin auch an einer entsprechenden Kohlenmonoxydvergiftung verstorben, weil der Ofen nicht sachgemäß bedient worden war. Wäre die Tochter der alten Dame nicht drei Tage später an derselben Gasvergiftung gestorben, wäre die Todesursache niemals aufgeklärt worden, wie in vielen anderen Fällen.

In Deutschland wird viel zu schnell ein natürlicher Tod bescheinigt, was oft die wirkliche Todesursache verschleiert, monieren Kritiker.

Gängiges Verfahren in Deutschland heute: Bei einem nicht natürlichen oder ungeklärten Tod wird ein Todesermittlungsverfahren eingeleitet, an dessen Ende eine Obduktion stehen kann. Pikantes Detail: Deutschland ist in Europa das Land mit den wenigsten Obduktionen, gerade einmal zwei Prozent der Toten werden obduziert. Dafür gibt es bei uns die meisten Exhumierungen, die dann notwendig werden, wenn sich erst später ein Verdacht einstellt. Dass solche Exhumierungen enorme Folgekosten verursachen, liegt auf der Hand.

Jedoch könnten ausführliche Untersuchungen vor dem Ausfüllen eines Totenscheins teure Folgekosten verhindern. Gerade solange es noch keine klinischen Studien mit älteren Menschen gibt, die Aufschluss über Wirkungen und Nebenwirkungen von Medikamenten in dieser Bevölkerungsgruppe geben, bieten solche Untersuchungen ganz hervorragende Hinweise über zu befürchtende Wechselwirkungen und die von Medikamenten ausgehende Gefahr gerade für Ältere. Es scheint zudem sinnvoll, diese Ergebnisse in Datenbanken festzuhalten, als eine Art Studienersatz.

7. Tatort Krankenhaus

Über Fehldiagnosen und Vernachlässigung

Immer häufiger wird über die schlechte Versorgung in Krankenhäusern geklagt. Die katastrophalen Verhältnisse in Pflegeheimen, die schon seit Jahren in der Diskussion stehen, scheinen, – besonders, wenn es um ältere Patienten geht, auch in viele Krankenhäuser einzuziehen. Dabei geht es nicht nur um die Pflege, sondern auch um die medizinische Versorgung und die unwürdige Behandlung alter Menschen.

Als Grund wird immer wieder die schlechte Vergütung der Krankenhäuser angeführt. Früher wurde eine Klinik in Deutschland für jeden Tag bezahlt, den der Patient blieb, was häufig zu viel zu langen Verweilzeiten führte – international mit Abstand den höchsten.

Seit vier Jahren wird in den Krankenhäusern nach einem neuen System, dem DRG-System (engl.: *diagnosis related groups*), d. h. nach diagnosebasierten Fallpauschalen abgerechnet. Diagnose und Schweregrad der Erkrankung bestimmen jetzt, wie viel Geld eine Klinik für einen Patienten bekommen kann.

Das heißt, eine Gesundheitsstörung wird jetzt durch einen Pauschalsatz vergütet. Die Kosten für Erkrankungen wie Lungenentzündung oder Oberschenkelhalsbruch sind klar definiert. Dafür erhält jedes Krankenhaus eine bestimmte Summe Geld. Ein Patient, der an einer solchen greifbaren Erkrankung leidet, rechnet sich für eine Klinik, vorausgesetzt, er bleibt nicht zu lange. Verlierer dieses Systems sind ältere Patienten, sogenannte multimorbide Patienten, die an vielen verschiedenen Erkrankungen leiden.

Malteser und Rotes-Kreuz-Fahrer erzählen, dass es für Patienten mit mehreren Krankheitsbildern schwierig ist, im Krankenhaus aufgenommen zu werden. Sie haben schon öfter erleben müssen, dass eine Klinik einen Patienten mit der Behauptung abweist, es sei kein Bett frei, wenn die Fahrer ihnen melden, dass neben der akuten Erkrankung beispielsweise auch noch Bluthochdruck oder Diabetes hinzukomme. Der Grund: Die Klinik bekommt nur den Pauschalsatz für eine Erkrankung, ist aber dazu verpflichtet, auch die anderen Erkrankungen kostenlos mitzubehandeln. Deshalb passiere es immer wieder, dass ein älterer Patient hin und her geschoben wird, bis er endlich doch in irgendeinem Krankenhaus aufgenommen wird, weil der Fahrer irgendwann nur noch die dominierende Krankheit erwähnt.

Die Mitarbeiter vom Bonner Verein *Handeln statt Misshandeln* erzählen, dass sie bereits mehrere Beschwerden von Altenpflegeheimen erhalten hätten, in denen sie aufgefordert werden, endlich etwas gegen die Politik der Krankenhäuser zu unternehmen. Die Zustände für Alte dort seien schlimm. Oft würden sie bereits wenige Tage nach Operationen wieder aus dem Krankenhaus entlassen, wenn sich niemand für sie einsetzte.

Die Beispiele sprechen für sich: Wer einen Oberschenkelhalsbruch erleidet, bekommt ein neues Hüftgelenk: Während ein junger Patient aber in der Regel 12 bis 14 Tage in der Klinik bleibt und anschließend in die Reha geht, wird ein alter Patient oft schon nach vier bis fünf Tagen entlassen. Er geht ins Pflegeheim oder nach Hause, bevor überhaupt die Fäden gezogen werden, berichten Mitarbeiter mir empört und nennen dies eine „blutige Entlassung".

Das Krankenhaus erhält in jedem Fall 12 bis 14 Tage lang die innerhalb der Fallpauschale als Vergütung errechnete Summe. Jeden Tag, den ein alter Mensch weniger bleibt, verdient die Klinik also, ohne dass ihr selbst Kosten entstünden.

Das Wissenschaftsmagazin „ODYSSO" des SWR-Fernsehens berichtete über einen besonders schockierenden Fall.

Die alleinstehende Rentnerin Elsbeth Rütten wurde in drei Jahren zwei Mal am rechten Fuß operiert. Jedes Mal entließ man sie schon kurz nach der Operation mit Liegegips: Beide Male war sie anschließend drei Monate lang bettlägerig. Hilfe bekam sie keine; ihre Angehörigen konnten ihr nur gelegentlich beistehen, denn sie lebten weit entfernt.

„Für mich war das ein Albtraum", beschreibt die Rentnerin ihre Situation. Die Ärzte im Krankenhaus hätten sie mit der Prämisse entlassen, dass sie zu Hause liegen bleiben müsse. Sie konnte weder selbst einkaufen, noch ihre Wäsche waschen. Im Prinzip durfte sie den Fuß überhaupt nicht belasten, d. h. sie durfte mit dem Fuß noch nicht einmal den Boden berühren. „Manchmal bin ich tatsächlich auf allen vieren in meiner Wohnung herumgekrochen", schildert sie ihre Situation.

Um ohne Hilfe wenigstens vom Bett bis zum Badezimmer zu kommen, legte sie das Bein auf einen rollbaren Toilettenstuhl. Die Folge: ein Druckgeschwür am rechten Knie. Bei ihrer Krankenkasse beantragte sie Hilfe, doch diese lehnte ab, obwohl die Gesundheit der Rentnerin ernsthaft gefährdet war. Die Frau befand sich in einem Dilemma: Einerseits brauchte sie Hilfe, andererseits konnte sie sich von ihrer Rente keine bezahlte Hilfe leisten, berichtet die 69-Jährige: „Dafür ist meine Rente einfach wirklich zu klein. Ich wäre niemals auf die Idee gekommen, dass ich nach der Krankenhausbehandlung keinerlei Anspruch auf Hilfe hätte.

Es ist schockierend, dass die Frau von ihrer Krankenkasse völlig hilflos alleingelassen wurde, obwohl auch die Krankenkasse wusste, dass sich die Rentnerin dem Risiko einer wiederholten Operation aussetzt, wenn sie sich zu früh belastet.

Die Hausärztin der alten Dame versuchte alles, um ihrer Patientin dies zu ersparen. Mehrfach beantragte sie bei der Kasse eine Haushaltshilfe, damit ihre Patientin den Fuß schonen könne. Die Antwort war immer dieselbe: Der Pressesprecher der Krankenkasse ließ wissen, dass die Kasse gesetzlich nicht dazu verpflichtet sei, diese Haushaltshilfe zu zahlen. Er räumte durchaus ein, dass es im System im Hinblick auf die hauswirtschaftliche Versorgung eine Versorgungslücke gäbe. Die könne von der Kasse aber nicht ausgeräumt werden, das sei Sache des Gesetzgebers.

Die Rentnerin wollte das nicht akzeptieren. Sobald es ihr besser ging, wandte sie sich an die *Unabhängige Patientenberatung*. Dort kennt man das Problem. Ist die Wunde verheilt, zahlt die Kasse keine häusliche Krankenpflege und meist auch keine Haushaltshilfe.

Angesichts der steigenden Zahl alter, allein lebender Menschen ist das eine Fehlentwicklung, der man dringend entgegenwirken müsste, meint Edeltraud Paul-Bauer von der Unabhängigen Patientenberatungsstelle in

Bremen. Bei ihr melden sich in letzter Zeit immer mehr ältere Menschen, denen es ähnlich geht. „Man sagt ihnen einfach: Seht zu, wie ihr zu Hause fertig werdet", kritisiert Edeltraud Paul-Bauer. Krankenkassen könnten da zwar Hilfe leisten, würden es aber meistens nicht tun. „Also ist der Gesetzgeber gefordert, aus dieser Kann-Bestimmung eine Muss-Bestimmung zu machen, um den vielen Alleinstehenden zu helfen", fordert sie.

Doch diese Art von Hilfe ist nicht geplant – nur Eltern mit Kindern unter zwölf Jahren gewährt das Gesetz im Krankheitsfall eine Haushaltshilfe. Für ältere, alleinstehende Menschen, so Staatssekretärin Marion Caspers-Merck vom Bundesgesundheitsministerium gegenüber „ODYSSO", ziehe man derzeit keine Gesetzesänderung in Erwägung: „Wir können im Moment keine Leistungsausweitung versprechen, denn die müsste ja durch den Beitragszahler gegenfinanziert werden. Es gibt sehr viele Menschen, die davon betroffen sind, das ist finanziell nicht machbar. Wir brauchen andere Initiativen, die die Hilfe untereinander organisieren, in Form von Nachbarschaftshilfe, in Form von Krankenpflegevereinen und in Form von Wohlfahrtsverbänden, die diese Strukturen unterstützen."

„ODYSSO" schilderte einen weiteren Fall, bei dem ein Patient nach einer Hüftoperation ebenfalls zu früh aus dem Krankenhaus entlassen wurde. Noch bevor seine Wunden verheilt waren, kam er in eine Rehabilitationsklinik. Die ersten Tage der Reha konnte er deshalb kaum nutzen, weil er – so kurz nach der OP – noch sehr erschöpft war: „Ich bin nach zwölf Tagen entlassen worden und habe sofort gespürt, das war zu kurz", erzählt der Patient. „Ich fühlte mich überhaupt nicht gut; ich war derart schlapp, dass ich manche Anwendungen gar nicht in Anspruch nehmen konnte." Auch ein großer Bluterguss erschwerte dem Patienten die erste Rehawoche.

Die Leidtragenden dieser neuen Praxis der Krankenhäuser sind aber nicht nur die Patienten, sondern auch das Klinikpersonal der Rehaeinrichtungen. Beide müssen die Suppe auslöffeln. Eigentlich wäre es Aufgabe der Krankenhäuser, sich um solche Blutergüsse und Wunden zu kümmern. Entlässt man den Patienten aber zu früh, wird diese Aufgabe den Rehamitarbeitern überlassen. Immer häufiger ziehen sie Fäden und behandeln oberflächliche Infektionen. Zusätzliches Personal gibt es dafür hingegen nicht – eine Verantwortungs- und Kostenverschiebung, die inzwischen längst System hat.

Bernhard Greitemann, ärztlicher Leiter des Rehaklinikums Bad Rothenfelde, erklärte gegenüber „ODYSSO", dass inzwischen fast alle Patienten etwa sechs bis acht Tage früher in die Reha kommen als früher. In der Regel ist die Wunde zu diesem Zeitpunkt noch nicht vollständig geheilt und geschlossen. Häufig bestehen noch Begleitprobleme wie Blutergüsse.

„Wir haben auch festgestellt, dass die Zahl der oberflächlichen Infekte etwas höher geworden ist. Der ärztliche und pflegerische Aufwand erhöht sich für uns dadurch natürlich erheblich. Und für die Patienten verursacht dies bei den Therapien in der Anfangszeit auch mehr Schmerzen", so Greitemann.

Unberücksichtigt bleibt dabei, dass sich ältere Patienten nach Operationen oft nur langsam erholen. Seit Einführung der Fallpauschale sind sie im Nachteil, und das wird nicht nur dann spürbar, wenn der Patient direkt nach Hause entlassen wird. Auch Ärzte und Pflegepersonal der Rehakliniken können das nicht unbegrenzt auffangen. Denn auch hier wird nach Fallpauschale abgerechnet.

Bernhard Greitemann erklärt, dass er sich in einem kaum lösbaren Zwiespalt erlebt: „Unsere Patienten kommen häufig in einem sehr schwachen Zustand zu uns, gerade in der ersten Woche. Wenn ich sie fit wieder nach Hause entlassen möchte, muss ich in den zwei Folgewochen besonders intensiv mit den Patienten trainieren. Das geht teilweise auch an deren Kapazitätsgrenze, gerade bei den Älteren. Verlängerungen kann ich eigentlich nur vereinzelt aussprechen. Das hat natürlich zur Folge, dass die Patienten dann ambulant häufig noch Nachbehandlung brauchen, was letztlich wieder einen Kostenfaktor darstellt."

Kosten, die die Kassen dann sparen, wenn der geschwächte Patient nicht die Kraft hat, um diese Leistung zu kämpfen – und das ist vor allem bei älteren Kassenpatienten der Fall.

Deshalb hat die Rentnerin Elsbeth Rütten in Bremen nun eine Interessengemeinschaft gegründet und diese *Ambulante Versorgungslücke* genannt. Zusammen mit anderen will sie erreichen, dass nicht länger auf ihre Kosten gespart wird. Sie möchte mit ihrer Gruppe in Bremen ein Patientenhotel in IBIS-Qualität einrichten, eine Auffangeinrichtung, in der Patienten nach der Entlassung aus dem Krankenhaus richtig und in Ruhe gesund gepflegt werden. Durch Krankengymnastik, Sozialbetreuung, Beschäftigungs- und Ergotherapie sollen die Patienten mobilisiert und ein angemessener Übergang nach Hause geschaffen werden. „Es gibt schon mehrere Patientenhotels, aber die sind zu teuer", kritisiert Elsbeth Rütten. Die Kosten müssten sich in einer Preiskategorie bewegen, die die

Krankenkassen übernehmen können. Deshalb plant Frau Rütten auch viele Ehrenamtliche mit ein.

In den letzten Jahren werden ältere Menschen auffällig häufig zu früh aus den Krankenhäusern entlassen. Rolf Hirsch spricht hier von einer regelrechten „Abschiebepraxis". Seiner Ansicht nach möchte man alte Patienten schnell wieder loswerden, weshalb oft viel zu schnell behauptet würde, der Patient sei austherapiert – oft passiert das schon, wenn er nicht sofort auf die Therapie reagiert. Die wahren Gründe sind natürlich andere: Häufig lohnt sich eine längere Verweildauer wirtschaftlich nicht mehr oder man hat falsch therapiert, möchte dies aber nicht offen zugeben.

„Bei einem Aids- oder Krebspatienten würden sich die Krankenhäuser das niemals erlauben", meint Hirsch, „bei alten Menschen ist das anders."

Einen dramatischen Fall von verfrühter Entlassung, Fehldiagnose und dem Versuch, diese zu kaschieren und die gesundheitlichen Folgeprobleme mit dem Alter des Patienten zu entschuldigen, schildert die folgende Geschichte:

Der 67-jährige Otto L. wurde nach einem schweren Unfall mit einer Beinfraktur ins Krankenhaus gebracht und operiert. Am Tag nach der OP hatte er starke Schmerzen im Knie. Das Krankenhaus aber wollte ihn trotzdem nach Hause entlassen, obwohl sein Knie immer stärker anschwoll. Der Patient verlangte eine nochmalige Röntgenaufnahme, die man mit der Begründung verweigerte: „Wenn man älter ist, wächst eben nichts mehr so richtig zusammen." Trotz seines Protestes wurde er entlassen. Er ist alleinstehend und die Aussicht, die ersten Wochen nach der OP ohne Hilfe auskommen zu müssen, machte ihm Angst: „Sie können mich mit diesen Schmerzen doch nicht einfach entlassen. Wie soll ich denn zurechtkommen?" Die Antwort: „In Ihrem Alter wäre ein Pflegeheim angebracht."

Nur mit Hilfe von Freunden und Angehörigen konnte der Verletzte die ersten Monate bewältigen.

Als er Anfang November zu dem vereinbarten Nachsorgetermin erschien, um den Nagel entfernen zu lassen, den man ihm bei der OP eingesetzt hatte, meinte der Arzt, dafür sei es noch viel zu früh.

„Aber ich habe Schmerzen, und das Knie heilt nicht", sagte Otto L. Der Doktor schüttelte den Kopf über diese „Uneinsichtigkeit". Sein Kommentar: „Das heilt altersgemäß eben langsamer."

Als dem Patienten endgültig klar wurde, dass er in diesem Krankenhaus keine Hilfe erwarten konnte, ließ er sich in einem anderen Krankenhaus nochmals untersuchen und das Knie röntgen: Die Ärzte schlugen die Hände über dem Kopf zusammen. Nicht sein Alter schmerzte ihn, sondern eine zertrümmerte Kniescheibe. Der Nagel, mit dem sein gebrochenes Bein bei der OP fixiert worden war, war offenbar zu lang gewesen und hatte die Kniescheibe zertrümmert. Jetzt war dem Mann auch klar, warum der behandelnde Arzt ihn nicht hatte röntgen wollen.

Er war sich seines Fehlers offenbar bewusst, wollte diesen aber vertuschen und schob so das Alter des Patienten vor, anstatt ihn korrekt zu behandeln. Sein Fall liegt jetzt bei Gericht und wartet auf eine Beurteilung.

Alte Patienten stören oft den reibungslosen Ablauf in Krankenhäusern. Marita Halfen beobachtet seit Langem, dass gerade frisch operierte Patienten schnell Psychopharmaka verabreicht bekommen, sobald sie ein bisschen unruhig sind. „Wirken diese dann nicht, bringt man die Patienten zu uns in die Psychiatrie", erklärt Marita Halfen, die dort als Sozialarbeiterin tätig ist. Sie erlebt das immer wieder, wenn alte Patienten aus den Krankenhäusern kommen. Wenn sie dann nachhakt, warum der Patient so stark sediert sei, heißt es: „Der war aufmüpfig", „Der war aggressiv", „Der war unruhig".

„Meist braucht der Patient einfach ein bisschen Zeit oder Zuwendung. Ältere Menschen sind nach einer OP oft traumatisiert und deshalb unruhig", meint sie. „Doch das passt dann nicht in den Krankenhausalltag und stört den Ablauf", ärgert sich Marita Halfen. Die einfachste Lösung: Man sediert die Patienten und schiebt sie in die Psychiatrie ab.

„Bei einem alten Patienten wird auch ganz schnell eine Demenz diagnostiziert, dann hat er Pech gehabt und dann geht's ab ins Pflegeheim", kritisiert Rolf Hirsch. „Wenn sich Angehörige oder der Patient selbst sperren, dann werden sie überredet. Auch ein Richter oder ein gesetzlicher Betreuer sind dann schnell bestellt."

Oft habe man das Gefühl: Da arbeiten alle zusammen. Das Schlimme an der Situation sei zudem, dass häufig ein Assistenzarzt, der erst am Beginn seiner Karriere stehe, hier die Weichen stelle und die anderen seine Diagnosen und Versäumnisse einfach mittragen und fortführen würden.

Diagnose Herz-Kreislauf-Erkrankung

Herz-Kreislauf-Erkrankungen betreffen heute viele Menschen. Gerade Herzklappenfehler sind eine häufige Erkrankung. Die vier Herzklappen regeln die Strömungsrichtung des Bluts, eine Fehlfunktion kann einzelne oder mehrere Herzklappen betreffen und verschiedene Ursachen haben: Vererbung, Alter, entzündliche Herzerkrankungen, Brustkorbverletzungen etc. Die meisten Herzklappenfehler werden im Laufe des Lebens erworben, selten sind sie angeboren. Anfangs können sie beschwerdefrei verlaufen, später sind Leistungsschwäche und Atemnot typische Symptome.

Auch die 79-jährige Maria W. litt an einem Herzklappenfehler. Ihre Beschwerden wurden jedoch als rein „altersbedingt" eingestuft, so dass weder eine entsprechende Diagnostik noch die adäquate Behandlung zum Einsatz kamen. Die Folgen waren fatal.

Im Herbst 2004 wurde Maria W. mit einem Schlaganfall in ein Krankenhaus eingeliefert. Bei der Untersuchung wurde auch ein Herzklappenfehler entdeckt. Doch bis zu ihrer Entlassung, sieben Tage später, erwähnte niemand ihre Herzerkrankung. Maria W. ging regelmäßig zum Hausarzt; auch er erwähnte kein Herzproblem.

Die Krankenkasse schickte ihr ein Schreiben über ein „PlusProgramm koronare Herzkrankheit", Maria W. wunderte sich: „Ich habe es doch nicht am Herz", meinte sie kopfschüttelnd.

Zwei Jahre später, Anfang März 2006, klagte Maria W. über Leistungsschwäche, Atemnot und anhaltende Schlaflosigkeit. Erst als Seheinschränkungen hinzukamen, überwies ihr Hausarzt sie mit Verdacht auf einen erneuten

Schlaganfall ins Krankenhaus. Sie wurde zwar untersucht und auch geröntgt; auf ein Computertomogramm, das zu diesem Zeitpunkt notwendig gewesen wäre und mit dem man hätte feststellen können, ob noch weitere Hirnblutungen vorliegen, wurde jedoch verzichtet. Es wurde Wasser in der Lunge festgestellt; dass die Gehörgänge völlig zu waren, stellte sich jedoch erst Wochen später heraus. Maria W. hatte immer wieder auf Probleme mit den Ohren hingewiesen, doch jeder hatte ihr einzureden versucht, das seien einfach Alterserscheinungen. Eine Schwester hatte gar laut geäußert: „Sie kann einfach nicht akzeptieren, dass sie alt wird."

Die Situation wurde schnell dramatisch. Maria W. bekam keine Medikamente gegen die Schlaflosigkeit und war deshalb nachts sehr unruhig. Die Mitpatientinnen beschwerten sich. An ihrem Bett wurden Gitter angebracht, obwohl dafür keine Genehmigung von einem Richter vorlag. Als Maria W. eines Nachts zur Toilette wollte und versuchte, über die Gitter zu klettern, stürzte sie und verletzte sich dabei leicht an Oberlippe und Knie. In der gleichen Nacht wurde sie in ein anderes Zimmer verlegt. Der Arzt beschrieb den Zustand von Maria W. folgendermaßen: „Allgemeine Schwäche. Die Ausfallerscheinungen sind vorübergehend." Tatsächlich blieben die Sehfeldeinschränkungen jedoch permanent.

Am vierten Tag nach Einlieferung ins Krankenhaus wurden noch immer keine weiteren klärenden Untersuchungen durchgeführt, die Vorbefunde nicht weiter verfolgt und die Schlaflosigkeit nicht behandelt.

Auch dem Sohn gegenüber banalisierte man die Situation: Es handle sich um Alterserscheinungen, die Mutter wehre sich einfach dagegen, diese zu akzeptieren. Maria W. verzweifelte zusehends und flehte ihren Sohn an: „Hol mich hier raus. Ich werde hier nicht untersucht, Medikamente bekomme ich auch keine. Ich kann nicht schlafen und will endlich schlafen können."

Einen Tag später ging Maria W. auf eigenen Wunsch nach Hause. Im Bericht des Krankenhauses wird erwähnt, dass keine Herz- und Kreislaufuntersuchungen durchgeführt worden waren. Offenbar waren sie geplant.

Nachdem sie so viele Nächte nicht schlafen konnte, nahm Maria W. zu Hause Schlafmittel, drei Tabletten im Laufe der Nacht. Der Schlaf wollte sich trotzdem nicht einstellen, doch durch die Tabletten wurde ihr schwindlig und sie stürzte in der Küche. Die Notärztin wies sie in das gleiche Krankenhaus ein, das die Patientin gerade verlassen hatte, obwohl sie sich ausdrücklich dagegen verwehrte.

Doch die Notärztin, die gleichzeitig auch Oberärztin in diesem Krankenhaus ist, ließ nicht mit sich reden und sprach von einem Suizidversuch – bei drei Schlaftabletten!

„Wer Suizid begehen will, nimmt die ganze Packung", wehrte sich der Sohn von Frau W. Doch die Notärztin entgegnete nur: „Ihre Mutter braucht keinen Arzt, sondern einen Psychologen." Im Krankenhaus wird die an Luftnot leidende Mutter mit Bauchgurt auf dem Rücken liegend fixiert, die Hände mit kurzen Bändern am seitlichen Bettgitter angebunden. Die Schwester dazu: „Das machen wir, damit die Patienten die Hände nicht zusammenbekommen." Eine Genehmigung für die Fixierung liegt indes nicht vor. Maria W. hatte klar und deutlich geäußert, dass sie losgebunden werden wollte.

In der Nacht bildete sich bei Maria W. ein Hirnödem, der Sohn fand seine Mutter auf der Intensivstation in einem komaähnlichen Zustand wieder. Dort blieb sie 17 Tage lang. Der Sohn informierte sich über seine Rechte beim Amtsgericht, erfuhr dort, dass er die Betreuung für seine Mutter übernehmen könne, und bekam sie auf Antrag auch zugesprochen. Wieder sprach er mit der Oberärztin und bat um Auskunft über den Gesundheitszustand seiner Mutter.

Dieselbe Oberärztin, die Maria W.s Beschwerden als psychisch abgetan hatte, die einen Psychologen statt eines Arztes gefordert hatte, warf dem Sohn nun vor, er habe sich nicht rechtzeitig um den Gesundheitszustand seiner Mutter gekümmert:

Erst jetzt kam der Herzklappenfehler zur Sprache: „Ihre Mutter hat einen schweren Herzklappenfehler, man hätte bereits vor zwei Jahren operieren müssen, als er festgestellt wurde; jetzt ist es zu spät." Aber: „Wer nicht rechtzeitig zu den Untersuchungen geht, um den Verlauf beobachten zu lassen, dem ist auch nicht zu helfen." Das Leben der Mutter sei jetzt jedenfalls nicht mehr zu retten.

Herr W. fällt aus allen Wolken. Seine Mutter war immer sehr regelmäßig zum Hausarzt gegangen, der aber keinen Herzklappenfehler festgestellt hatte, und weder Mutter noch Sohn waren vom Krankenhaus darüber unterrichtet worden.

Weil das Krankenhaus keine kardiologische Station hatte und nicht einmal Herzkatheteruntersuchungen machen konnte, versuchte Herr W., seine Mutter in ein Fachkrankenhaus verlegen zu lassen. Mehrere Krankenhäuser erklärten sich bereit, die Patientin aufzunehmen, doch die Oberärztin weigerte sich, sie verlegen zu lassen, mit der Begründung, der Transport sei zu gefährlich.

Warum diese Weigerung? Um die Versäumnisse und Fehler in der Diagnostik zu vertuschen?

Diese Hypothese ist zumindest sehr wahrscheinlich.

So nahm das Unglück weiter seinen Lauf. Bereits zwei Tage später war die Mutter nicht nur fixiert, sondern auch an einen Urinkatheter angeschlossen. Die Ärztin interessierte nicht, dass der Sohn als Betreuer über Maßnahmen hätte informiert werden müssen. Sie handelte weiter über seinen und der Mutter Kopf hinweg. Als die Mutter aus dem komaähnlichen Zustand wieder aufwachte, wurde schnell klar, dass sie neurologische Einschränkungen, also schwere Hirnschädigungen erlitten hatte.

Herr W. holte seine Mutter nach Hause, engagierte zwei Pflegefachkräfte, die rund um die Uhr für die Mutter da waren, und versuchte, ihr die letzten Tage so schön wie möglich zu machen. Als sie verstarb, meinte der Hausarzt nur: „Im Krankenhaus wäre sie schon früher gestorben."

Herr W. kann den Krankheitsverlauf seiner Mutter verständlicherweise nicht akzeptieren und wirft den Ärzten im Krankenhaus und auch dem Hausarzt vor, nicht die notwendige medizinische Behandlung inklusive Operation zum richtigen Zeitpunkt vorgenommen zu haben. Er ist davon überzeugt, dass die Ärzte deshalb nichts unternommen haben, weil sie glaubten, seine Mutter sei zu alt für die Operation, der Eingriff lohne sich nicht mehr. Das zumindest hätten sie ihm zum Schluss gesagt.

Tatsächlich aber wurde der gleichaltrige Vater eines seiner Kollegen zur gleichen Zeit in einem Fachkrankenhaus operiert und bekam eine Herzklappe, ohne Komplikationen. Dies zeigt doch deutlich, wie sehr die Einschätzung „Der Patient ist zu alt" oder „Es lohnt sich nicht mehr" von der Person des Arztes und seines Teams abhängen, denn Herzklappen sogar für Hochbetagte sind heute in der Herzchirurgie Standard. Selbst 90-Jährige können von Herzchirurgen noch eine neue Herzklappe erhalten.

Auch Bypass-Operationen sind wesentlich schonender geworden und werden daher bis ins hohe Alter durchgeführt, besonders seit die Herzchirurgen gelernt haben, die Operation am schlagenden Herzen durchzuführen und auf den Einsatz einer Herz-Lungen-Maschine verzichtet wird. Gerade die früher gefürchteten neurologischen Komplikationen sind heute selten geworden.

Die Aortenklappe am Übergang vom Herz zur Hauptschlagader (Aorta) ist im Alter häufig verkalkt und verengt. Das führt zu Atemnot, Brustschmerzen und einer Wasseransammlung in Armen und Beinen. Entscheidend für den Erfolg der Operationen ist neben den Nebenerkrankungen des Patienten auch sein Überlebenswille, berichtet die „Deutsche Medizinische Wochenschrift" („DMW").

Ein weiterer Fortschritt ist die „No-touch"-Technik: Der Bypass wird nicht mehr wie bisher in die Aorta gelegt, sondern entspringt der linken Brustwandarterie. Das verhindert, dass sich während der Operation an den verkalkten Aorten Ablagerungen lösen und ins Gehirn gelangen, wo sie Blutgefäße verstopfen und Schlaganfälle auslösen können. Laut Befragungen zeigen sich bei den 80-Jährigen 90 Prozent der Patienten zufrieden.

Gewöhnlich wird vor dem Eingriff erst anhand einer Checkliste, Euroscore genannt, das Risiko für eine Operation geprüft. Dies hat nicht in erster Linie mit dem Alter des Patienten, sondern auch mit seinen Erwartungen und seinem Überlebenswillen zu tun. „Nach unseren – bisher noch auf Einzelfälle beschränkten – Beobachtungen kommt es bei älteren Patienten mit geringer Eigenmotivation häufiger zu einem komplizierten Krankheitsverlauf oder sie erholen sich gar nicht mehr", schreibt Dr. Alexander Albert in seiner Studie: „Herzchirurgie bei betagten Patienten."

Ein sehr positives Beispiel für eine gelungene Herzoperation schildert die „Deutsche Medizinische Wochenschrift":

Ein 90-jähriger Patient, der körperlich sehr geschwächt war, äußerte den unmissverständlichen Wunsch, operiert zu werden. Er wurde schließlich im Herzzentrum Lahr / Baden operiert, bekam von den Herzchirurgen eine Bioklappe, eine Herzklappe vom Schwein oder Rind, die über die Leiste eingesetzt wird. Eine weitere Herzklappe wurde korrigiert. Bereits eine Woche nach der OP konnte der Patient aus der Klinik entlassen werden, nach drei weiteren Wochen Rehabilitation konnte er wieder nach Hause zurückkehren. Selbst ein Jahr nach der Operation waren die Lahrer Herzchirurgen mit dem Ergebnis zufrieden.

„Das war kein Einzelfall", schreiben Herzchirurg Alexander Albert und seine Co-Autoren. Vier von zehn Patienten mit Aortenstenose, einer Einengung der Aortenklappe, seien heute bei der Operation über 70 Jahre, jeder fünfte sogar über 80 Jahre alt. Ist die Operation erfolgreich, haben die Patienten laut Dr. Albert eine normale Lebenserwartung, und die beträgt bei einem 80-jährigen Mann heute durchschnittlich noch weitere 7,5 Jahre, bei einer Frau sogar 8,9 Jahre.

Auch Maria W. befand sich zu dem Zeitpunkt, als die Diagnose Herzklappenfehler zum ersten Mal gestellt wurde, in einem guten Gesundheitszustand. Dass ihre Beschwerden von den Ärzten nicht ernst genommen wurden, man diese immer wieder auf ihr Alter schob, deren wirkliche Ursache erst erkannte, als es zu spät war und sich dann weigerte, adäquat zu handeln, nur um das Gesicht nicht zu verlieren, ist ein Skandal, der Maria W. das Leben kostete.

Natürlich handelt es sich bei diesem Beispiel um einen ganz dramatischen Fall. Dennoch scheint es heute in Krankenhäusern immer häufiger vorzukommen, dass ältere Patienten mit weniger Sorgfalt untersucht werden und man sie schnell wieder vor die Tür setzt, obwohl eine angemessene Diagnostik und Therapie angezeigt wären. Dazu konnte ich mehrere Fälle recherchieren.

Die 75-jährige Bewohnerin eines Pflegeheims, Frieda S., stürzte nachts aus dem Bett und verletzte sich am Kopf. Sie wurde sofort ins Krankenhaus gebracht und nach flüchtiger Untersuchung in der gleichen Nacht ohne Befund wieder zurück ins Heim entlassen, trotz sichtbarer Kopfverletzungen und Schwellungen. Es wurden weder Röntgenaufnahmen, noch Aufnahmen mit anderen bildgebenden Verfahren gemacht, ein bei jüngeren Patienten selbstverständliches Vorgehen.

Am nächsten Morgen fand die Tochter ihre Mutter in einem besorgniserregenden Zustand: Die rechte Kopfseite und das Gesicht waren stark geschwollen. Die Mutter röchelte und konnte sich nicht mehr verständlich machen. Die Atmung setzte immer wieder aus.

Da der gesundheitliche Zustand der Patientin sich nicht besserte, ließ das Pflegeheim die Mutter einige Tage später wieder ins Krankenhaus bringen; sie landete auf der Intensivstation, ihr Zustand war beunruhigend.

Der behandelnde Arzt erläuterte der Tochter, ihre Mutter habe ein Blutgerinnsel im Kopf, eine Operation käme aber im Moment nicht in Frage. Man wolle noch zwei Wochen abwarten, früher sei an einen „Bohrlocheingriff" nicht zu denken. Als die Tochter darauf wissen wollte, warum der Kopf ihrer Mutter denn erst jetzt untersucht worden sei und nicht schon vor einer Woche, reagierte der Arzt abweisend. Da sei er nicht zuständig gewesen.

Den Unterlagen der Notaufnahme zufolge war ihre Mutter eine Woche zuvor wegen eines Armbruchs in chirurgischer Behandlung gewesen. Nur – sie hatte sich den Arm gar nicht gebrochen.

Ein anderer Mann erzählte mir, dass sein 80-jähriger alleinstehender Vater, Fritz W., der ansonsten völlig selbstständig lebte, beim Spaziergang zusammengebrochen und von Maltesern nach Hause gebracht worden war. Erst am Abend bemerkten Nachbarn, dass die Rollläden noch immer geschlossen waren und fanden Fritz W. ohnmächtig im Hausflur.

Um Mitternacht wurde er ins Krankenhaus eingeliefert und um drei Uhr nachts mit der Begründung wieder entlassen, ihm gehe es jetzt gut genug. Man verständigte nicht einmal den Sohn, damit er seinen Vater abholen könne, sondern ließ den alten Mann alleine nach Hause laufen. Der Sohn erfuhr von der ganzen Geschichte beiläufig erst am nächsten Tag, als er seinen Vater zu Hause besuchte.

Es ist skandalös, einen kranken Menschen mitten in der Nacht aus einem Krankenhaus zu entlassen, dazu noch in diesem Alter, doch ganz offensichtlich geschieht dies immer wieder.

Eine Frau erzählte mir eine ähnliche Geschichte. Ihr 70-jähriger Vater Paul C. wurde mit Atemnot in ein Krankenhaus eingeliefert, etwa 30 km von seinem Heimatort entfernt, ohne dass sich jemand die Mühe gemacht hätte, die Familie zu verständigen. Der diensthabende Arzt in der Notaufnahme konnte nichts Beunruhigendes feststellen und schickte den Vater nachts um eins mit der Begründung nach Hause, sie könnten ihn nicht aufnehmen. Er sei gesund. Zum Heimatort des Mannes, mitten im Schwarzwald, fuhr zu diesem Zeitpunkt weder ein Bus noch ein Zug.

Paul C. hatte kein Auto, stand wie ein Häufchen Elend an der Rezeption des Krankenhauses und fragte, wie er denn nun nach Hause käme. Der diensthabende Arzt zuckte ratlos mit den Schultern und riet ihm, ein Taxi zu nehmen. Glücklicherweise hatte genau zu diesem Zeitpunkt ein junger Assistenzarzt Feierabend und bot sich an, Paul C. nach Hause zu bringen.

Bereits ein paar Tage später musste Paul C. wegen Luftnot wieder in die Klinik. Man fand Wasser in der Lunge, diesmal konnte er bleiben. Seine Tochter, die ihn begleitete, wollte wissen, warum man ihn eine Woche zuvor mitten in der Nacht entlassen hätte, obwohl er doch zu diesem Zeitpunkt auch schon krank gewesen sei. „Das war nicht unsere Abteilung. Dazu können wir Ihnen nichts sagen", war die abweisende Antwort.

Die Tochter war über das Verhalten empört und schrieb an die Krankenhausverwaltung. Bis heute hat sie keine Entschuldigung vom Krankenhaus erhalten.

Doch auch die Patienten, die ins Krankenhaus aufgenommen werden, brauchen häufig Fürsprecher, Angehörige, die ihre Rechte vertreten. Andernfalls kann es leicht zu dramatischen Vernachlässigungen kommen.

In Krankenhäusern leiden Patienten heute immer mehr unter der unzureichenden Versorgung; und auch das Personal leidet – am Sparzwang. Wieder einmal trifft es die Älteren stärker, weil sie oft hilflos sind und nicht wichtig genug genommen werden. So leiden ältere Menschen, die zu schwach sind, um selbst zu essen, im Krankenhaus oft Hunger oder Durst, weil niemand sich genug Zeit nimmt, sie zu füttern oder ihnen zu trinken zu geben.

Für alte Menschen ist die ausreichende Ernährung und Flüssigkeitsversorgung aber überlebenswichtig.

Die 72-jährige Annemarie F. wäre beinahe gestorben, weil niemand bemerkte, dass sie am Verdursten war. Mit einem Kreislaufkollaps kam sie in ein Münchner Krankenhaus. Schwach und kaum ansprechbar im Bett liegend fand ihr Sohn sie schließlich vor, als er von einer Geschäftsreise zurückkam.

Nach intensivem Nachforschen stellte sich schließlich heraus, dass sie schon zu Hause vergessen hatte, ausreichend zu trinken. Sie hatte ihre Medikamente nur mit einem Schluck Wasser genommen, tagelang, bis sie zusammenbrach. Im Krankenhaus wurde nicht einmal bemerkt, dass die Frau völlig ausgetrocknet war, dass dies der Grund für den Kreislaufkollaps war. Deshalb bekam sie auch keine Infusion; die einzige Flüssigkeit, die sie zu sich nahm, waren einige Schluck Wasser, die sie bekam, um ihre Tabletten einzunehmen. Niemand kümmerte sich darum, wie viel sie trank. Niemand bemerkte, dass sie zu schwach war, um selbst das Glas zu halten.

Die Leiterin eines Seniorenheimes erzählt mir eine weitere schockierende Geschichte. Eine ihrer langjährigen Bewohnerinnen, die 95-jährige Brigitte F., war wegen eines Oberschenkelhalsbruches in ein Krankenhaus gekommen und dort beinahe verhungert. Bei einem Besuch fand sie die Dame völlig apathisch und depressiv vor. Weil sie sehr abgemagert war, fragte die Pflegeheimleiterin die Schwester, ob sie denn genug essen würde. Die offensichtlich überforderte Schwester fühlte sich sofort angegriffen und antwortete gereizt, sie äße ja sowieso nichts. „Wollen Sie in Zukunft kommen, um sie zu füttern?", setzte sie hinzu.

Offenbar hatte das Pflegepersonal das Essen einfach auf den Nachttisch gestellt und unberührt wieder abgeräumt, ohne sich jemals die Frage zu stellen, ob die Patientin überhaupt selbstständig essen oder trinken konnte.

Von da an kam die Pflegeheimleiterin oder ein anderer Heimbetreuer täglich drei Mal ins Krankenhaus, um die Patientin zu füttern, und bald hatte sich auch ihr Zustand wieder verbessert. Später erzählte Brigitte F., dass die Schwester das Essen regelmäßig mit der Bemerkung abgeräumt hatte: „Na, wieder keinen Appetit?", obwohl sie sich zum Essen doch gar nicht aufrichten konnte.

Das „Pflege-Thermometer 2007", eine Studie des Deutschen Instituts für angewandte Pflegeforschung, hat ermittelt, dass eine flächendeckende und zeitnahe pflegerische Versorgung in Krankenhäusern in Deutschland nicht mehr immer sichergestellt ist. Die Gründe dafür sind einfach:

In den letzten zehn Jahren wurden 13 Prozen der Pflegestellen abgebaut, eine Reduzierung um 48.000 Stellen. Dafür müssen in den Kliniken jährlich rund eine Million Patienten mehr als noch 1995 medizinisch versorgt und pflegerisch betreut werden. Das heißt, dass die Pflegekräfte heute 23 Prozent mehr Patienten betreuen müssen als noch vor zehn Jahren. Die Folgen der mangelnden pflegerischen Versorgung: eine erhöhte Sterberate, verspätete Hilfe im Notfall und weitere Komplikationen wie Stürze, Medikamentenfehler und sogenannte Dekubitalgeschwüre, Wundliegegeschwüre, die bei unzureichender Umlagerung entstehen. Beklagt wurde von vielen in der Studie befragten Krankenhäusern auch, dass die Kranken nicht ausreichend mobilisiert werden könnten, dass beim Füttern keine Rücksicht auf das Esstempo des Patienten genommen werden könne. Die Hälfte aller Kliniken gab an, dass die Kontakthäufigkeit zwischen Patienten und Pflegekräften weiter abnehme.

Was das Problem weiter verschärft, ist die Tatsache, dass der Aufwand der direkten Patientenversorgung eher gestiegen ist, weil die Patienten heute pflegebedürftiger sind als noch vor zehn Jahren. Trotzdem werden aus Einsparungsgründen nicht mehr Pflegekräfte beschäftigt.

Stattdessen mussten die vorhandenen Pflegekräfte 2006 bundesweit so viele Überstunden machen, dass sie 5000 Vollzeitpflegekräfte ersetzten.

International mehren sich Studien, die einen Zusammenhang zwischen Personalkapazität und Patientensicherheit ausmachen.

Ein solcher Zusammenhang zeigte sich auch deutlich bei dem 79-jährigen Anton Z., der im Krankenhaus an der Hüfte operiert wurde. Als ihn die Tochter am folgenden Tag mittags besuchte, war er noch ungewaschen. Noch nicht einmal die Zähne hatte man ihm geputzt.

Schockiert war sie aber, als sie die offene Wunde sah, aus der noch die Schläuche hingen. Sie war noch nicht einmal zum Infektionsschutz abgedeckt worden. Die Tochter reiche eine Beschwerde bei der Ärztekammer ein, die mit der Begründung abgelehnt wurde, der Belegarzt hätte alles Nötige getan. Darauf rief sie beim Medizinischen Dienst an, doch auch dort wimmelte man sie ab, sagte ihr, der Arzt sei nicht mehr dort beschäftigt. Eine Kontaktadresse hat sie nie bekommen.

Wie lieblos in vielen Krankenhäusern mit alten Menschen umgegangen wird, wie wenig man auf sie eingeht, zeigt auch die folgende Geschichte.

Der 80-jährige Werner B. klagte über krampfartige Schmerzen im Bauchbereich und seine Tochter brachte ihn in die Notaufnahme eines Krankenhauses. Sie blieb bei der Untersuchung des Arztes bei ihrem Vater, musste sich aber sehr beherrschen, als sie erlebte, wie ruppig der Arzt mit ihrem Vater umging. Es dauerte ihm zu lange, bis der Vater seine Beschwerden geschildert hatte. Irgendwann ignorierte er den alten Mann einfach und sprach über ihn hinweg nur noch mit der Tochter. Als die Tochter den Arzt immer wieder aufforderte, den Vater mit einbeziehen, wurde er ungeduldig, meinte nur, er habe nicht so viel Zeit, und beendete die Konsultation eilig.

Es ist davon auszugehen, dass Vorkommnisse wie diese sich im Laufe der Jahre noch häufen werden, weil sich die Situation in den Krankenhäusern insgesamt zuspitzen wird.

Das große Problem: Den deutschen Krankenhäusern laufen die Ärzte weg. Nach einer Studie zur Altersstruktur und Arztzahlentwicklung der Kassenärztlichen Bundesvereinigung und der Bundesärztekammer vom Herbst 2007 werden bis zum Jahre 2012 41.000 Ärzte in den Ruhestand gehen. Der Nachwuchs aber möchte nicht in Deutschland bleiben, so das Ergebnis einer Onlineumfrage bei 4000 Medizinstudenten, die die Abteilung für Allgemeinmedizin an der Medizinischen Fakultät der Universität Bochum im Herbst 2008 initiierte. Mehr als 70 Prozent der befragten Studenten gaben an, dass sie nach ihrem Studium Deutschland verlassen werden, um anderswo zu arbeiten. „Wenn nur die Hälfte dieser Studenten ihre Pläne wahr macht, wäre das ein Supergau", sagt die Studienleiterin Dorothea Osenberg, die mit einem solchen Ergebnis nicht gerechnet hat, in einem Interview mit der Süddeutschen Zeitung. „Ich finde unser Gesundheitssystem und den Umgang mit Ärzten und Patienten sehr abschreckend", schreibt ein Medizinstudent anonym in der Umfrage, ein anderer meint: „Es kann nicht sein, dass Ärzte ihr eigenes Privatleben und Familienplanung hintanstellen müssen. Das macht auf die Dauer unglücklich, und unglückliche Ärzte sind schlechte Ärzte. Man verbittert und verliert seine Menschlichkeit."

Bundesgesundheitsministerin Ulla Schmidt (SPD) jedoch nimmt dieses Umfrageergebnis nicht ernst und meinte dazu im Deutschlandfunk, sie sehe die Abwanderung vieler deutscher Mediziner ins Ausland nicht mit Sorge. So seien etwa im Jahr 2007 weniger Ärzte abgewandert als noch im Jahr zuvor, auch kämen viele wieder zurück. Ein Problem sei eher die regionale Verteilung der Ärzte in Deutschland. In den Städten seien zu viele, in den ländlichen Regionen dagegen zu wenige Mediziner vorhanden.

„Eine immer älter werdende Gesellschaft braucht nicht weniger sondern mehr Ärzte", warnt Ärztepräsident Jörg-Dietrich Hoppe in der SZ vom 17.11.2008. Die Sorge sei berechtigt. Schon heute gäbe es auf dem

Land Versorgungslücken bei den Hausärzten. „Vakante Stellen in ostdeutschen Krankenhäusern können häufig nur noch durch zugewanderte Ärzte aus Osteuropa besetzt werden."

Weil die Bevölkerung weiter altert, wird auch die Zahl der Pflegebedürftigen in den nächsten Jahren in die Höhe klettern. Zahlen des Statistischen Bundesamtes gehen von folgendem Szenario aus: Von heute 2 Millionen wird die Zahl der Pflegefälle im Jahr 2010 auf 2,3 Millionen und im Jahr 2020 auf 2,8 Millionen anwachsen. Das ist ein Anstieg von etwa 39 Prozent von 2001 bis 2020. Gleichzeitig wird den Berechnungen zufolge der Anteil der Pflegebedürftigen an der Gesamtbevölkerung steigen – von heute 2,5 auf 3,4 Prozent im Jahr 2020. Dies sind allerdings nur vorsichtige Schätzungen des Statistischen Bundesamtes. Prognosen der Rürup-Kommission zufolge fallen die Zahlen etwas niedriger aus.

Die Zahl der Pflegebedürftigen muss allerdings nicht proportional zu der Zunahme alter Menschen an der Gesamtbevölkerung steigen. Eine Studie des Max-Planck-Instituts für demografische Forschung ergab, dass das Risiko für Pflegebedürftigkeit im Alter von 1991 bis 2003 gesunken ist. Der Anstieg der Lebenserwartung ist demnach auch mit einer besseren Gesundheit verknüpft.

Auch wenn ältere Patienten beim Arzt oder in der Klinik immer wieder Opfer von Vorurteilen oder Sparmaßnahmen werden, gibt es aktuelle Studien, die beweisen, dass dies gar nicht zum Selbstbild der Älteren passt.
Die meisten alten Menschen fühlen sich keinesfalls hilflos, sie haben im Bezug auf sich selbst keine Opfer-

haltung, die befürchten ließe, dass sie besonders leicht in die Defensive geraten.

Die Berliner Altersstudie stellte fest, dass die Mehrzahl der alten Menschen im Prinzip mit ihrer Gesundheit zufrieden ist und betont ausdrücklich, dass im Alter insgesamt eine erstaunliche Widerstandsfähigkeit auszumachen ist. Obwohl sich bei 96 Prozent aller 70-Jährigen und Älteren mindestens eine körperliche Krankheit diagnostizieren ließe und bei 30 Prozent fünf oder mehr Diagnosen zu stellen seien, empfänden zwei Drittel der Befragten ihre körperliche Gesundheit als gut bis befriedigend.

Dieses überraschende Ergebnis erklärte der 2006 verstorbene Psychologe und Altersforscher Prof. Paul B. Baltes mit der außerordentlich hohen Anpassungsfähigkeit des Menschen, die im Alter wahrscheinlich noch effektiver als in der Jugend sei. Der Vergleichsmaßstab habe sich verändert: Der alte Mensch orientiere sich weniger an der eigenen Vergangenheit als vielmehr an anderen Menschen mit ähnlichen Symptomen. Diejenigen, die einen Herzinfarkt erleiden, verglichen sich sehr bald mit anderen, die auch einen Herzinfarkt hatten. Allein die Tatsache, dass sie zu denen zählten, die den Herzinfarkt überlebt hätten, erhöhe das positive Lebensgefühl.

Weitere positive Erkenntnisse der Studie: Zwar leidet fast die Hälfte aller alten Menschen an einer meist chronischen und schmerzhaften Erkrankung des Bewegungsapparats, doch nur ein Drittel aller alten Menschen zwischen 70 und 105 Jahren leidet an einer ernsthaften und lebensbedrohlichen Erkrankung, und nicht, wie gängig unterstellt, die meisten alten Menschen.

8. Demenz und psychische Erkrankungen im Alter

Fehldiagnosen und der falsche Einsatz von Psychopharmaka

Ältere Menschen sind oft unruhig, wenn sie krank oder hilfebedürftig werden, sich hilflos oder vernachlässigt fühlen, wenn sie in eine fremde Umgebung gebracht werden oder Zuspruch und Aufmerksamkeit brauchen. Anstatt sie zu beruhigen und sich mit ihnen zu beschäftigen, werden jedoch häufig Psychopharmaka eingesetzt. Sie sollen die Alten gefügig machen, sie ruhig stellen. Statt Zuspruch oder Aufmerksamkeit gibt es eine Pille: vom Hausarzt, im Krankenhaus, im Pflegeheim. Eine moderne und gängige Art der Ruhigstellung und Diskriminierung Älterer.

Eine Studie von Gerd Glaeske und Katrin Jahnsen bestätigt, dass ältere Patienten anstatt psychologischer Hilfe zunehmend Beruhigungsmittel wie z. B. Valium bekommen. Mindestens acht Prozent der Frauen über 70 erhalten eine Langzeitmedikation und sind inzwischen abhängig.

Auffällig ist, dass Abhängige ihre Medikamente zunehmend über Privatrezepte beziehen. Diese werden vom Arzt ausgestellt, direkt in den Apotheken abgegeben und können nicht erfasst werden. Deshalb weiß niemand, wie viele es tatsächlich sind. Der Sachverständigenrat im Gesundheitswesen bemängelt dies und sieht eine der Ursachen für die Fehlbehandlung in der mangelnden medizinischen Ausbildung. Diagnostik und Therapie älterer Menschen werden nicht ausreichend gelehrt. Dieses Nicht- oder Halbwissen führt zu lebensgefährlichen Situationen.

Marita Halfen vom Bonner Verein *Handeln statt Misshandeln* erklärt, dass sie immer mehr das Gefühl habe, dass vielen Hausärzten und Psychiatern gerade bei der Verordnung von Psychopharmaka jegliches Verantwortungsgefühl fehle. Psychopharmaka würden über jedes Maß gegeben, nicht in Einzelfällen, sondern systematisch. Aus dieser Falle könnten sich die Betroffenen und ihre Familien kaum alleine befreien. Nur in den seltensten Fällen führten Hausärzte monatliche Blutkontrollen durch, um die Leberwerte zu kontrollieren. Bei Psychopharmaka sollten diese Kontrollen aber regelmäßig stattfinden, weil die Medikamente die Leber belasten könnten.

Über Marita Halfen wurde ich mit einem besonders schockierenden Fall vertraut.

Die 69-jährige Anne H. hatte bis vor Kurzem selbstständig in einer Wohnung gelebt. Weil sie manchmal unter Angstzuständen litt, war sie dort von ihrem Hausarzt mit Beruhigungsmitteln behandelt worden, offenbar sehr hoch dosiert, so dass sie irgendwann den Bezug zur Realität verloren hatte.

Als Nachbarn eines Tages sahen, wie sie – ganz offensichtlich verwirrt – nur mit dem Nachthemd bekleidet auf die Straße ging, verständigten sie die Polizei. Anne H. wurde in ein Krankenhaus eingewiesen, wo der behandelnde Arzt folgende Diagnose stellte: Demenz im fortgeschrittenen Stadium. Sie könne nicht mehr alleine für sich sorgen.

Ohne vorher die Tochter zu informieren, bekam Anne H. eine gesetzliche Betreuerin zugewiesen, die die 69-Jährige nach dem Krankenhausaufenthalt in ein Pflegeheim einweisen ließ. Aufforderung an das Personal: Die Tochter dürfe nicht erfahren, wo die Mutter jetzt lebt.

Die Tochter suchte ihre Mutter in verschiedenen Pflegeheimen, versuchte, über das Gericht Auskunft zu bekommen – vergeblich. Sie beantragte bei Gericht, die Betreuung ihrer Mutter zugesprochen zu bekommen. Das Gericht lehnte ab, ohne Begründung und ohne die Tochter jemals angehört zu haben. Als sie ihre Mutter endlich im Pflegeheim fand, konnte sie dem geistigen und körperlichen Verfall nur noch hilflos zusehen.

Mir erzählte sie: „Als ich meine Mutter zum ersten Mal im Heim besuchte, war sie einfach nur sehr ruhig. Aber mit der Zeit wurde sie immer verwirrter, ich denke durch die Psychopharmaka. Sie war regelrecht zugedröhnt, gar nicht mehr sie selbst. Sie bekam Windeln. Ihr ganzer Körper hatte sich versteinert, so wie bei einem Parkinson-Syndrom."

Natürlich versuchten die Tochter und ihr Mann mit der Betreuerin zu sprechen, sie zweifelten an der Diagnose des Arztes; ihre Mutter sei sicherlich nicht dement. Die Betreuerin ließ nicht mit sich reden; auch auf Bitten der Angehörigen sah sie keine Veranlassung einzugreifen. Tochter und Schwiegersohn waren verzweifelt.

Als die Mutter irgendwann nur noch 50 kg wog, sprachen sich Tochter und Schwiegersohn über mögliche Risiken mit *Handeln statt Misshandeln* ab und entführten die Mutter zu Weihnachten einfach: Sie setzten sie in den Rollstuhl, fuhren sie aus der Tür des Pflegeheims und setzten sie ins Auto.

Zunächst brachten Tochter und Schwiegersohn die Mutter zum Entgiften in ein Fachkrankenhaus. Sie war inzwischen abhängig von den Psychopharmaka, die sie so lange verschrieben bekommen hatte.

Danach lebte sie auf dem Bauernhof ihrer Tochter Maria M. und ihres Schwiegersohnes in der Mark Brandenburg, den diese zu einem „Altenheim für Tiere" umfunktioniert hatten. Unter der Woche arbeitet Maria M. als Angestellte, am Wochenende und abends widmet sie sich ganz ihren alten Tieren: Ziegen, Esel, Pferde, Kühe, Katzen und Hunde, die sie vor dem Schlachter oder dem Gnadentod gerettet hat.

Maria M. vermutet, dass sie die Betreuung der Muter wegen ihres Tieraltenheimes nicht zugesprochen bekommen hat. Vielleicht war den Richtern dieses Engagement suspekt, oder sie glaubten, die Mutter sei in einer solchen Umgebung nicht gut aufgehoben.

Das Gegenteil war der Fall, denn die Mutter blühte auf dem Bauernhof ihrer Familie schnell wieder auf.

Ich besuchte Anne H. und ihre Familie etwa vier Monate nach der „Entführung" aus dem Heim und fand sie an einem ausgesprochen idyllischen Ort: Durch ein großes Tor gelangte man von der Straße auf das Grundstück mit großem Wohnhaus, Ställen für kleine und große Tiere, Schuppen, Weiden und Tieren. Friedlich fraßen sie Gras, zupften an Pflanzen oder Büschen, Kühe muhten, Ziegen meckerten – da ging einem das Herz auf.

Vor dem Wohnhaus befand sich ein großer Freisitz mit Tischen und Stühlen, der Tisch war für einen gemütlichen Kaffeenachmittag im Freien gedeckt.

Als ich Maria M. und ihre inzwischen 70-jährige Mutter begrüßte, konnte ich keine Zeichen von Demenz oder Gebrechlichkeit feststellen. Die Mutter half Tochter und Schwiegersohn, Kaffee und Kuchen hinauszutragen und setzte sich zu uns an den Tisch.

Im Gespräch auf einer Bank inmitten des bäuerlichen Idylls erzählte sie mir später, dass sie endlich wieder glücklich sei. „Seit ich nicht mehr im Heim bin und hier auf dem Bauernhof lebe, habe ich wieder Freude am Leben. Ich kann mir alleine Frühstück machen und spazieren laufen, mit den Tieren spielen und sie füttern."

Sie schilderte uns ihr Martyrium im Pflegeheim, die Hilflosigkeit, die sie erlebte und die schreckliche Erfahrung, nur als Belastung wahrgenommen zu werden: Als sie aufgrund der vielen Tabletten zu schwach war, um auf die Toilette zu gehen, zog man ihr stattdessen eine Windel an und sagte ihr, sie solle „es einfach laufen lassen". Sie habe sich ständig in einem äußerst unangenehmen Dämmerzustand befunden, mit Albträumen angefüllt, ein Zustand in einer anderen Welt, weit von der Realität entfernt.

Kurz nach der „Entführung" wollte die Polizei die Mutter wieder ins Pflegeheim bringen, doch der Schwiegersohn drohte mit der Presse, falls die Mutter gewaltsam zurückgeholt werden sollte. So begann das Gericht, mit *Handeln statt Misshandeln* und der Familie zu verhandeln. Monate später endlich wurde der Schwiegersohn mit der Betreuung seiner Schwiegermutter beauftragt.

Was Anne H. erleiden musste, ist ein Martyrium, das viele ältere pflegebedürftige Menschen erleben müssen, erfahre ich von Prof. Hirsch.

Das Ruhigstellen mit Medikamenten ist nur zu häufig gängige Praxis, obwohl der unfreiwillige Psychopharmaka-Konsum für die Betroffenen schwerwiegende Folgen haben kann: „Grundsätzlich vertragen alte Menschen Psychopharmaka relativ schlecht", erklärt er mir. „Man muss sehr sensibel damit umgehen, weil die Nebenwirkungen gerade beim vorgeschädigten Gehirn erheblich größer sind als bei jungen Menschen. Da geht es nicht nur um

Herz-Kreislauf-Reaktionen, sondern auch um die Sturzge-fahr. Deshalb werden viele Patienten in Krankenhaus und Pflegeheimen zusätzlich zur Ruhigstellung durch die chemische Keule auch noch mit Gurten am Bett fixiert. Je mehr Psychopharmaka, desto ruhiger wird der alte Mensch."

„Wir müssen heute davon ausgehen, dass der Einzelne gerade in Pflegeheimen ins Bett gepflegt wird. So ist er zumindest ruhig gestellt. Doch natürlich führt dies zu er-heblichen körperlichen Problemen, gerade wenn Psycho-pharmaka über Monate verabreicht werden, ohne dass dies von einem Arzt kontrolliert würde. Manchmal liegt noch nicht einmal ein Rezept vor", ergänzt Hirsch.

Der Arzneimittelreport des Kassenverbundes GEK be-klagt, dass bei Heimbewohnern 40 bis 50 Prozent aller Psychopharmaka ohne klare Indikation eingesetzt wer-den. Die Ursache liegt im System: Zu wenig Personal für zu viele Pflegefälle. Das bedeutet Zeitvorgaben fürs Waschen, Füttern, Betten. Das ist nur zu schaffen, wenn man rationalisiert. Und das lohnt sich mehr, je höher die Pflegestufe ist. So sieht es auch Marita Halfen: Für sie spielt die Pflegestufe eine große Rolle bei der Behandlung der Bewohner.

„Eine Pflegestufe drei bringt wesentlich mehr Geld als eine Pflegestufe eins", erklärt sie mir. „Das motiviert na-türlich dazu, die Menschen in eine höhere Pflegestufe zu pflegen. Man kann das nicht verallgemeinern, aber sehr häufig ist es so."

Auch wenn die bisher durchgeführten Untersuchungen und Studien nur Aussagen über Pflegeheime enthalten, können die Ergebnisse zum großen Teil auch auf Hausarztpraxen, die Pflege zu Hause oder in Krankenhäusern übertragen werden, wo bislang keine Studien durchgeführt wurden. Das wäre zu aufwändig. Fast überall dort, wo ältere Menschen betreut werden, sind Psychopharmaka und Beruhigungsmittel im Spiel.

Der Psychiater Prof. Dr. Johannes Pantel vom Klinikum der Johann-Wolfgang-Goethe-Universität in Frankfurt hat im Rahmen einiger Studien untersucht, wie sachgemäß der Einsatz von Psychopharmaka vorgenommen wurde. Das Ergebnis war eindeutig: In der Studie musste er mehr als 90 Prozent aller Psychopharmaka-Verschreibungen beanstanden. Ein schockierendes Ergebnis. Es ging dabei um die Dauer der Medikation, aber auch um das Fehlen einer ausreichend medizinischen Begründung für deren Gabe.

Um dieses Ergebnis zu erhalten, hat Pantel die Dokumentation der Pflegeheime über die Abgabe von Medikamenten unter die Lupe genommen und diese mit den medizinischen Daten der Bewohner abgeglichen. Ein Teil der Bewohner wurde auch auf ihren psychischen Zustand hin untersucht. Für jeden der Bewohner wurde ein klar formulierter Kriterienkatalog angelegt, in dem auch geprüft wurde, ob die Psychopharmaka-Gaben unter Berücksichtigung des Krankheitsbildes angemessen seien. Nur bei vier von 56 Bewohnern war keines der Kriterien zu beanstanden. Bei der Mehrzahl der Bewohner waren drei bis vier von zehn Kriterien „kritisch" erfüllt. Die von Pantel geprüften Kriterien basierten übrigens auf internationalen Konsensusempfehlungen und Leitlinien medizinischer Fachgesellschaften.

Die ermittelte Zahl der Beanstandungen deckt sich auch mit Ergebnissen aus internationalen Untersuchungen (insbesondere aus den USA). In den USA wurde im Anschluss an die Veröffentlichung dieser Zahlen die Gesetzgebung überarbeitet (sogenannter *Consolidated Omnibus Budget Reconciliation Act*, COBRA) und die Kontrollen in den Pflegeheimen verschärft.

In Deutschland wurde in dieser Gründlichkeit vorher noch nicht ermittelt. Ein beschämendes Ergebnis für das reiche Deutschland, in dem die Alten so schamlos entmündigt und mit Chemie ruhig gestellt werden.

Johannes Pantel sieht die Gründe für die falsche Verordnung in Mängeln in der Qualifizierung der beteiligten Berufsgruppen. Es liege an den Ärzten, die die Medikamente verschreiben, aber auch am Personal in Pflegeheimen, das sie verabreicht. Alle müssten besser geschult werden, auf herausfordernde und schwierige Verhaltensweisen anders zu reagieren – häufig sei menschliche Zuwendung angebrachter als Medikamente. Johannes Pantel ist davon überzeugt, dass sich diese Mängel beheben lassen – wenn man will.

Er entwickelte ein Betreuungskonzept für pflegebedürftige Heimbewohner, testete es im Frankfurter Seniorenpflegeheim *Franziska Schervier Altenhilfe* auf seine Praxistauglichkeit und führte es kurze Zeit später im neugebauten *Pfarrer-Münzenberger-Haus* als Standard ein.

Im Mittelpunkt stehen dabei insbesondere Qualifizierungsmaßnahmen für Pflegende, die die Kommunikation mit psychisch kranken Heimbewohnern und den Umgang mit Verhaltensauffälligkeiten verbessern sollen, zudem Maßnahmen zur Verbesserung der Kommunikation zwischen Pflegekräften bzw. Heim und behandelnden Ärzten.

Die Pflegekräfte werden dazu ausgebildet, das innere

Erleben der Bewohner in den Mittelpunkt der Pflege zu stellen.

Viele Altenheimbewohner sind verunsichert. Aus der Verunsicherung entsteht Angst, und die kann sich in problematischen Verhaltenweisen äußern. Angst lässt sich jedoch reduzieren, wenn man etwas aus der Lebensgeschichte der Bewohner in den Alltag integriert. War eine Bewohnerin beispielsweise ihr Leben lang Hausfrau, kann man sie gezielt in soziale Aktivitäten wie Kochen, Geschirrspülen und Abwaschen einbeziehen. Eine Frau, die in einem Büro gearbeitet hat, kann man an einen Schreibtisch setzen und verschiedene Tätigkeiten verrichten lassen. Man kann verschiedene Personen zusammen stricken, häkeln oder nähen lassen. Wenn so ihre intellektuellen und emotionalen Restressourcen stabilisiert werden und ein ruhiges Lebensumfeld geschaffen wird, lässt sich der Bedarf von Psychopharmaka halbieren.

Ein Konzept, das zeigt, wie Altenpflege auch praktiziert werden kann. Erfolgreich und trotzdem noch finanzierbar: Der Heimplatz im *Pfarrer-Münzenberger-Haus,* in dem nach dem neuen Betreuungskonzept gepflegt wird, kostet für Bewohner der Pflegestufe eins etwa 2.700 Euro monatlich, also weniger als der Durchschnitt. Dieser liegt in Frankfurt bei 2.800 Euro. Menschlichkeit ist offenbar doch bezahlbar. Die Bewohner zumindest vermitteln uns alle den Eindruck, dass sie sich wohlfühlen.

Um die Psychopharmaka-Versorgung von Heimbewohnern dauerhaft und umfassend zu verbessern, schlägt Pantel vor, das von ihm entwickelte Interventionsprogramm kontinuierlich fortzuführen und weiterzuentwickeln. Nur so lässt sich die Versorgungssituation nachhaltig verbessern. Die für diese Maßnahmen erforderlichen zusätzlichen Ressourcen könnten zumindest teilweise durch die Mittel finanziert werden, die mit der kürzlich verabschiedeten Pflegereform für eine Verbesserung der Betreuung demenzkranker Heimbewohner zur Verfügung gestellt wurden.

Darüber hinaus fordert Pantel, dass die ärztliche und pflegerische Versorgung strukturell verzahnt werden müssen. Bewerkstelligen ließe sich dies zum Beispiel durch ein „heimärztliches Versorgungsmodell", was auch deshalb besonders geeignet wäre, weil sich damit auch andere Qualitätsverbesserungen in der Pflege erreichen ließen – über die Versorgung mit Psychopharmaka hinaus.

Weiterhin sei es sinnvoll, übergreifende Pflegevisiten gezielter Berufsgruppen einzuführen, die Verordnungen regelmäßig zu überprüfen und für einen effektiven Informationsaustausch zwischen den behandelnden Ärzten und dem Pflegeheim zu sorgen.

Alterskrankheit Demenz

Bei Anne H. lag ganz offensichtlich keine Demenz vor. Doch was versteht man eigentlich unter Demenz, was sind ihre Symptome und wie sieht die medizinische Versorgung bei dementen Patienten in Deutschland eigentlich aus? Darum soll es nun gehen.

Unter dem Begriff Demenz versteht man den Verfall der geistigen Leistungsfähigkeit. Vor allem nehmen Gedächtnisleistung und Denkvermögen ab. Die Menschen haben Schwierigkeiten, neue gedankliche Inhalte aufzunehmen und wiederzugeben. Ihre Orientierung und Urteilsfähigkeit sind beeinträchtigt. Im späteren Krankheitsverlauf werden Teile der Persönlichkeit zerstört. Gleichzeitig lässt das Sprach- und Rechenvermögen nach. Alltagstätigkeiten wie Geschirr spülen, Kochen oder Einkaufen gelingen nur noch eingeschränkt und irgendwann überhaupt nicht mehr.

Die Betroffenen verhalten sich oft herausfordernd, sind unruhig und wandern deshalb viel umher. Sie verlieren leicht die Kontrolle über sich, werden aggressiv oder enthemmt, depressiv oder in ihrer Stimmung sprunghaft. Für die Angehörigen und für Pflegende ist das eine wahre Herausforderung.

Betroffen sind etwa 8 bis 13 Prozent aller Menschen über 65. Bei den über 90-Jährigen sind es sogar 40 Prozent. Man schätzt, dass von den etwa 690.000–700.000 Heimbewohnern in Deutschland etwa 40–60 Prozent in unterschiedlichen Graden dement sind.

Obwohl der Anteil an Demenzkranken in Deutschland relativ hoch ist, wird bei uns in der Regel keine adäquate Demenzdiagnostik betrieben, so dass wir auch nicht genau wissen, wie viele Menschen tatsächlich von Demenz betroffen sind.

Vor allem das schwierige, oft auch aggressive Verhalten der Betroffenen stellt für die Betreuenden eine besondere Herausforderung dar – und zwar nicht nur für die Pflege- und Betreuungsorganisation der Einrichtung, sondern auch für die Umwelt, meint Hermann Brandenburg, Gerontologe und Pflegewissenschaftler. Ohnehin wird die überwiegende Mehrzahl der Demenzkranken zu Hause betreut.

Vom jetzigen Wissensstand her ist die Demenz zwar ursächlich nicht therapierbar, erklärt er mir. Doch natürlich können Symptome durch Medikamente beeinflusst werden, positiv wie negativ.

Es ist heute unumstritten, dass gerade Menschen mit einer Demenz in der Medizin immer wieder benachteiligt und damit diskriminiert werden, meint Cornelia Kricheldorff; und zwar dadurch, dass die behandelnden Ärzte die Medikamente, die speziell für Demente entwickelt wurden, nicht mehr verschreiben.

Auch der Präsident der Bundesärztekammer, Jörg-Dietrich Hoppe, beklagt in der Rheinischen Post vom 19.5.2008, dass schon jetzt ein großer Teil der an Demenz erkrankten Menschen ganz bewusst nicht optimal versorgt werde.

Es gäbe Medikamente, die ein Fortschreiten der Demenz verhindern könnten, „doch diese Mittel sind sehr teuer und die Kassen bezahlen sie nicht". Von den ca. 1,2 Millionen Demenzkranken in Deutschland erhalten derzeit maximal 15 Prozent eine Therapie, die aktuellen wissenschaftlichen Standards entspricht. Die vom Facharzt nach den aktuellen Leitlinien verordneten und wirksamen Antidementiva werden wegen angeblicher Budgetüberschreitung von vielen Hausärzten wieder abgesetzt, obwohl sie die Hirnleistungsstörungen der Betroffenen, wie Beeinträchtigungen des Gedächtnisses, der Konzentrations- und der Denkfähigkeit, deutlich verbessern könnten – und zwar selbst dann, wenn Persönlichkeitsveränderungen wie Misstrauen, Angst oder depressive Verstimmung bereits recht ausgeprägt sind.

Dabei bedeutet schon die Verzögerung des Krankheitsverlaufs für die Patienten eine deutliche Verbesserung der Lebensqualität. Gerade ältere Patienten können mit Antidementiva unter Umständen länger in ihrer gewohnten Umgebung gepflegt werden. Trotzdem verschreiben viele Hausärzte ihren Patienten lieber Antipsychotika, die eigentlich für die Behandlung von Psychosen wie Schizophrenie verschrieben werden. Der Grund dafür ist einfach: Sie sind billiger und wirken dämpfend auf Erregungszustände, aggressives Verhalten und Sinnestäuschungen, Störungen, die aufgrund der Demenz auftreten.

Eine klare Diskriminierung, wenn ältere Patienten mit solchen Medikamenten „pflegeleichter" gemacht werden, selbst auf die Gefahr von tödlichen Nebenwirkungen hin. Davor nämlich warnt die Deutsche Schlaganfallgesellschaft dringend und beruft sich auf eine im britischen Ärzteblatt veröffentlichte Studie, nach der sich bei älteren Patienten nach Einnahme von Antipsychotika das Schlaganfallrisiko erhöht. Ältere, demente Patienten sind nach der Studie besonders gefährdet, weil das Risiko für einen Schlaganfall bei Demenz ohnehin erhöht ist. Ein besonders hohes Risiko bergen die modernen neueren Antipsychotika, die heute gerne verschrieben werden, berichtet Prof. Dr. Martin Ground, Vorstandsmitglied der Deutschen Schlaganfall-Gesellschaft, und fordert Ärzte auf, ihren Einsatz bei älteren, dementen Patienten vor diesem Hintergrund noch einmal neu zu überdenken.

Um sich einer solchen Diskriminierung bewusst zu werden und die richtige Behandlung einfordern zu können, muss ein Angehöriger sehr viel wissen und einiges an Erfahrung mitbringen. Nur mit einem solchen Hintergrund kann er hartnäckig genug bleiben und darauf bestehen, dass die richtigen und wirksamen Medikamente verschrieben werden – im Pflegeheim ebenso wie zu Hause. Je mehr der Krankheitsprozess voranschreitet und je mehr Veränderungen spürbar sind, desto wahrscheinlicher wird aber die Notwendigkeit eines Umzugs ins Pflegeheim.

Ich habe vor einigen Jahren einen Film über eine Frau gemacht, die an der Alzheimer Krankheit, der am häufigsten auftretenden Form von Demenz, litt. Sie hat mich Jahre später immer wieder beschäftigt und sehr berührt. Als ich sie kennenlernte, sprühte sie vor Lebensfreude und unterhielt sich so gerne, dass ich manchmal gar nicht merkte, dass sie krank war. Sie hatte zwar viele Worte vergessen, umschrieb sie jedoch mit zahlreichen anderen Ausdrücken und fand so immer eine Möglichkeit, sich zu äußern. So erzählte sie beim Arzt zum Beispiel einmal, sie würde viele Briefe schreiben. „Womit denn?", fragte der Arzt. „Na, mit dem Ding da", entgegnete sie lachend und zeigte auf einen Kugelschreiber. „Damit kann ich schreiben." – „Wie heißt das denn?", fragte der Arzt. „Ach das ist mir jetzt gerade entfallen, aber ich weiß es ganz genau. Da kommt was raus, wenn man draufdrückt und dann kann man schreiben."

Sie hatte eine ganz eigene Art der Kommunikation entwickelt. So gelang es ihr, weiterhin mit ihrer Familie und ihren Angehörigen im Gespräch zu bleiben.

Als ich sie zwei Jahre später wieder besuchte, erschrak ich sehr, als ich sah, wie stark sie abgebaut hatte. Das Strahlende war verschwunden. Eine hilflose Frau saß im Raum; sie nahm an nichts mehr Anteil, war wie erloschen. Ich konnte mich nicht mehr mit ihr unterhalten. Sie verstand nicht, was ich sagte.

Ihr Mann aber sagte mir, er könne sich trotzdem noch mit ihr verständigen. „Es geht über die Gefühle", sagte er. „Sie spürt die Stimmung: Freundlichkeit, Feindlichkeit, Gleichgültigkeit, Ärger, Überdruss. Es ist wie mit einem mentalen Radio. Sie empfängt alle Gefühle und reagiert. Deshalb versuche ich meine Stimmung zu kontrollieren und in erster Linie positiv zu denken und zu handeln."

Und dann sagte er sehr zärtlich zu ihr: „Du bist doch meine Allerliebste." Und da erlebte ich plötzlich die Frau wieder, die ich zwei Jahre zuvor kennengelernt hatte. Ihre Augen begannen zu strahlen und dieses Strahlen veränderte den ganzen Menschen.

Ich war sehr beeindruckt von der Art und Weise, wie der Mann mit seiner Frau umging. Außerdem zeigte sein Verhalten mir, wie sehr man Menschen, die an Alzheimer leiden oder dement sind, einfach dadurch fördern kann, dass man freundlich mit ihnen umgeht, dass man sie ernst nimmt und ihnen nicht zu verstehen gibt, sie verstünden ohnehin nichts mehr.

Ich habe während meiner Recherche mehrere demente Menschen in Pflegeheimen gesehen; solche, die trotz ihrer Einschränkung in guter Grundstimmung waren und andere, die vor sich hin brüteten oder schimpften. Einen Besuch empfand ich als besonders schlimm.

In einem Heim wurden die alten Menschen ein Mal am Tag zum „Kaffee trinken" zu einer Sitzgruppe im Heimflur geführt oder im Rollstuhl dorthin gefahren, ganz offensichtlich zur Unterhaltung. Doch diese sah nicht etwa so aus, dass die Pfleger sich mit den alten Patienten beschäftigten. Die anwesende Pflegerin und der anwesende Pfleger unterhielten sich vielmehr miteinander, kümmerten sich jedoch nicht im Geringsten um ihre Pfleglinge. Natürlich nahmen auch diese keinen Kontakt zueinander auf, sprachen nicht miteinander und ließen alles über sich ergehen. Erst als eine Frau mehrfach schrie „Schwester, ich brauche Hilfe", reagierten die anderen, und zwar mit Schimpfen nach „Ruhe" und Ähnlichem. Das Pflegepersonal unterhielt sich ungerührt weiter. „Warum unternehmen Sie denn nichts?", fragte ich den Pfleger. „Das geht jeden Tag so", erklärte der Pfleger gleichgültig. „Da kann man nichts machen. Sie ist dement."

So wird der tägliche „Kaffeeklatsch" der alten Menschen zur erzwungenen Tortur, der sie nicht ausweichen können.

In einem anderen Altenpflegeheim, dem *Pfarrer-Münzenberger-Haus* in Frankfurt, erlebte ich hingegen eine völlig andere „Kaffeerunde", auch wenn die Bewohner sich in demselben gesundheitlichen Zustand befanden: Nahezu alle „Kaffeegäste" waren dement. Das Bild, das sich mir bei meinem Besuch bot, war dennoch ein ganz anderes. Die Menschen saßen auf Plüschmöbeln der 50er Jahre in einem hellen großen Wohnzimmer mit Küchenzeile. Eine Bewohnerin hatte eine vorsintflutliche Kaffeemühle auf dem Schoß und mahlte den Kaffee mit voller Konzentration. Die anderen sahen zu und freuten sich. Eine Frau, auch dement, wiegte ihre Puppe, die sie immer mit sich schleppte und summte dabei vor sich hin. Zwei andere demente Frauen deckten den Tisch, denn es gab Kuchen. Sie hatten sich Schürzen umgebunden, als seien sie zu Hause in ihrer eigenen Küche.

In vielen Heimen wie auch in Privathaushalten, in denen demente Menschen leben, kommt es immer wieder zu Eskalationen, auch durch Gewalt. Dies liegt vor allem daran, dass demente Menschen ihr Leben nicht mehr selbst bestimmen können. Man gibt ihnen vor, wann sie zu essen haben, was sie essen, wie sie den Tag verbringen. Sie werden wie Kinder auf die Toilette geführt, gebadet, gewaschen. Diese Entmündigung von außen ist häufig zwar nötig, lässt bei den Betroffenen aber auch Aggressionen entstehen, die irgendwann ein Ventil suchen. Doch mit diesen Problemen werden Familien und Pflegekräfte oft alleingelassen.

Als Unterstützung für solche Familien und Pflegekräfte hat Cornelia Kricheldorff das Projekt „Pflegebegleiter" ins Leben gerufen und fünf Jahre lang wissenschaftlich begleitet.

Bundesweit wurden freiwillige Multiplikatoren und Pflegebegleiter ausgebildet, die Familien in verschiedener Form unterstützen – im Alltag durch Gespräche und psychosoziale Begleitung, direkt zu Hause oder am Telefon. So wurde das familiäre Pflegesetting stabilisiert und es zeigte sich, dass sich die gesundheitliche Situation pflegender Angehöriger dadurch deutlich verbessert hat.

Erstaunlicherweise war es überhaupt nicht schwierig, Freiwillige für diesen Bereich zu finden, berichtet Cornelia Kricheldorff. Ganz offensichtlich gibt es sehr viele Menschen, die sich engagieren möchten. So bestand die größte Gruppe der Engagierten aus Menschen, die neben ihrer Berufstätigkeit eine sinnstiftende Tätigkeit suchten.

Der zweite positive Effekt liegt auf der Hand: Das Thema bleibt nicht mehr in der Privatheit der eigenen Familie, die sehen muss, wie sie damit klarkommt, sondern wird zu einem öffentlichen, kommunalen Anliegen gemacht, einer Gemeinschaftsaufgabe, bei der Pflege auf mehreren Schultern verteilt wird.

Ein weiteres positives Ergebnis der Studie war, dass sich durch die freiwilligen Pflegebegleiter im Bereich Pflege- und Krankheitskosten erhebliche Einsparpotenziale belegen lassen. Letztlich würden sich also die Kosten, die zunächst in eine solche Ehrenamtsstruktur investiert werden müssten, um sie entsprechend zu entwickeln und auszubauen, in vielfacher Art und Weise auch rein rechnerisch lohnen, so Kricheldorff.

Bedauerlicherweise fehlt im Moment aber ganz offensichtlich noch ein Bewusstsein für solche langfristigen Einsparpotenziale. Projekte wie das der Pflegebegleiter würden immer nur vor dem Hintergrund kurzfristiger Sparpotenziale bewertet.

Aus diesem Grund wurde die Förderung für den erfolgreichen Modellansatz, der fünf Jahre lang erprobt und in 100 Standorten in der BRD verankert wurde, nach dem Ende der Modelllaufzeit im November 2008 eingestellt. Ausgesprochen bedauerlich, zumal sich auch in der Neuordnung der Pflegeversicherung kein Ort findet, um solche unterstützenden Maßnahmen für Familien weiterzuführen. Cornelia Kricheldorff führt dies auch auf mangelnde Lobbyarbeit zurück. Leider haben weder Alte und Pflegebedürftige noch Demente eine Lobby.

Um das Thema Demenz aus der Privatheit der einzelnen Betroffenen zu holen und zu einem öffentlichen Anliegen, einer Gemeinschaftsaufgabe zu machen, ist aber gerade dies notwendig.

Für den Pflegewissenschaftler Hermann Brandenburg ist die Demenz eine kulturelle Herausforderung. Auch er hält es für wichtig, dass sie stärker als bisher in die politische Öffentlichkeit gebracht wird, dass sie als große Belastung für die betroffenen Familien wahrgenommen wird, aber auch als politisches Thema. Auch er weiß, dass gerade nahe Angehörige die Demenz ihrer Nächsten als extrem belastend erleben und häufig überfordert sind.

Genau diese Belastung ließe sich durch bürgerliches Engagement deutlich reduzieren, wie Cornelia Kricheldorff mit ihrem Projekt sehr eindrucksvoll nachweisen konnte. Überraschend, aber umso erfreulicher ist, dass das Thema Pflege im häuslichen Bereich, das bisher in der breiten Palette von bürgerschaftlichem Engagement eigentlich kaum auftaucht, nicht nur für viele Menschen ganz offensichtlich ein attraktives Feld ist, sondern auch nutzerorientiert wirkt.

Die Engagierten konnten sich zusätzlich im Rahmen von Qualifizierungskursen mit dem Thema Pflege, aber auch mit darüber hinausgehenden Fragen wie eigene Krankheit, Tod und Sterben auseinandersetzen. Gerade diese Themen waren in den Qualifizierungskursen am stärksten nachgefragt. Erstaunlich, sind doch gerade diese Themen im Alltag häufig tabuisiert und kommen viel zu kurz.

Man weiß inzwischen, dass man durch positive Umweltveränderungen auch in stationären Einrichtungen Einfluss auf die Lebensqualität der Betroffenen sowie auf die Symptomatik der Demenz nehmen kann. Kontrovers diskutiert wird im Moment noch, ob es Sonderwohnformen geben soll, in denen demente Menschen unter sich bleiben oder ob es besser sei, wenn sie mit anderen, nicht beeinträchtigten Menschen leben.

In diesem Punkt ist die Forschung noch relativ am Anfang. Es gibt erste Studien des Zentralinstituts für seelische Gesundheit in Mannheim, die vor allem dafür plädieren, ein spezielles Konzept für Menschen mit Demenz aufzulegen, sowohl stationär wie ambulant, also erst einmal genauer zu eruieren, was die besonderen Bedürfnisse dieser Personengruppe sind.

Davon sind wir in der Gegenwart jedoch noch weit entfernt.

9. Das Betreuungsrecht und seine katastrophalen Folgen

„Alter ist nur geehrt unter der Bedingung, dass es sich selbst verteidigt, seine Rechte behält, sich niemandem unterordnet und bis zum letzten Atemzug die eigene Domäne beherrscht."
(Cicero)

Auch in diesem Kapitel soll es darum gehen, wie ältere Patienten heute oft diskriminiert werden. Natürlich gehen eine falsche oder unzureichende Behandlung, Fehldiagnosen oder Vernachlässigung zunächst von den behandelnden Ärzten bzw. Institutionen wie Arztpraxis, Krankenhaus etc. aus, wie ich bereits anhand vieler Geschichten zeigen konnte. Der Fokus dieses Kapitels ist jedoch ein anderer. Hier geht es mir darum, zu zeigen, welch katastrophale Auswirkungen Fehldiagnosen bei dem heute gängigen und angewandten Betreuungsrecht für die Betroffenen haben.

Doch was versteht man eigentlich unter Betreuungsrecht?
Wenn ein volljähriger Bürger durch starke gesundheitliche Einschränkungen wie Schlaganfall, eine Operation, Psychopharmaka, Medikamente oder durch Nachlassen der geistigen Fähigkeiten nicht mehr in der Lage ist, sein Leben alleine zu bewältigen, dann tritt in Deutschland das Betreuungsrecht in Kraft. Bis 1992 wurden diese Personen von Amts wegen oft entmündigt. Im Zuge ei-

ner Reform wurde das Entmündigungsgesetz in Betreuungsrecht umbenannt. Es werden hauptberufliche oder auch ehrenamtliche Betreuer eingesetzt.

Die Folge der Reform: Die Zahl der immer noch faktisch Entmündigten in Deutschland explodierte – auch aufgrund der demografischen Entwicklung – von etwa 400.000 auf derzeit etwa eine Million. Offensichtlich fiel mit dem Wechsel der Bezeichnung – „Betreuung" statt „Entmündigung" – eine Hemmschwelle in der Beurteilung der Frage, ob ein Mensch noch selbstständig leben kann oder nicht.

Im Juli 2005 kam es zu einer weiteren Reform, die zum Ziel hatte, das Selbstbestimmungsrecht der Betroffenen zu verbessern. Mehr Mitsprache statt Fremdbestimmung war das Ziel.

Im Betreuungsrecht heißt es:

„Betreuung als Rechtsfürsorge zum Wohl des betroffenen Menschen ist an die Stelle von Entmündigung, Vormundschaft für Erwachsene und Gebrechlichkeitspflegschaft getreten. Das Wesen der Betreuung besteht darin, dass für eine volljährige Person ein Betreuer bestellt wird, der in einem genau festgelegten Umfang für sie handelt. Das Selbstbestimmungsrecht des betroffenen Menschen soll dabei gewahrt bleiben, soweit dies möglich und seinem Wohl zuträglich ist. Seine Wünsche sind in diesem Rahmen beachtlich."

Nach dem Betreuungsrecht ist zuerst der Wille oder der mutmaßliche Wille des Betreuten zu beachten. Eine ehrenamtliche Betreuung hat grundsätzlich Vorrang vor einer Berufsbetreuung. Familienangehörige, Freunde oder Personen von kirchlichen oder anderen Trägern können sich zur Verfügung stellen und können bei einem Betreuungsverein Unterstützung finden.

Findet sich kein geeigneter ehrenamtlicher Betreuer, wird eine hauptamtliche bzw. berufsmäßige Betreuerin oder ein berufsmäßiger Betreuer bestellt. Dies ist in § 1897 Abs. 6 BGB ausdrücklich festgelegt. Doch dazu muss eine besonders komplizierte Familiensituation vorliegen.

Leider werden in der Betreuung immer wieder falsche Anordnungen getroffen. Der Hauptgrund für diese richterlichen Fehlentscheidungen scheint neben der mangelnden Qualifikation die Überlastung vieler Richter zu sein, die viel zu viele Fälle zu bearbeiten haben.

Viele Fälle, die ich recherchieren konnte, legen auch den Schluss nahe, dass Richter oftmals den Konflikt mit Angehörigen scheuen und einen Berufsbetreuer bestimmen, obwohl Angehörige das übernehmen könnten.

Entscheidet ein Richter sich für eine professionelle Betreuerin oder einen professionellen Betreuer, obwohl z. B. Familienmitglieder ihre Hilfe angeboten haben, muss er dafür handfeste Gründe haben. Vor allem wenn der begründete Verdacht besteht, dass der oder die Betreute von Familienangehörigen nur finanziell ausgebeutet werden soll, muss er eine Berufsbetreuung einrichten, um den Betreuten oder die Betreute zu schützen.

Als Honorare für die Betreuer gelten pauschale Stundensätze. Berufsbetreuer wie Sozialpädagogen und Rechtsanwälte erhalten ab dem zweiten Jahr zwischen 1056 und 2376 Euro im Jahr pro Fall. Ehrenamtliche Betreuer bekommen eine Aufwandspauschale von 323 Euro im Jahr.

Eine Vielzahl der Betreuer leistet gute Arbeit und viele Menschen könnten ohne sie im Alltag nicht zurechtkommen. Meine Bekannte Helga ist eine solche Betreuerin. Sie ist Sozialarbeiterin und den ganzen Tag für ihre Betreuten unterwegs: Sie kämpft mit der Verwaltung von Pflegeheimen, mit Ärzten, Pflegepersonal und verschiedenen Ämtern, um für ihre Betreuten mehr zu erreichen. Dabei wendet sie sehr viel mehr Zeit auf, als ihr erstattet wird, hält ständig persönlichen Kontakt zu ihren Schützlingen, hört sich ihre Sorgen an, erledigt ihren gesamten Schriftverkehr und bemüht sich, die Kontakte zu deren Familienangehörigen zu pflegen und diese in Entscheidungen mit einzubeziehen.

Manchmal trinkt sie mit ihren Betreuten auch einfach nur Kaffee und unterhält sich mit ihnen. Ich weiß, dass es viele solche Betreuer gibt und möchte ihr soziales Engagement hier ausdrücklich erwähnen.

Leider gibt es unter den Betreuern aber auch schwarze Schafe, Menschen, die die Notlage der ihnen anvertrauten alten und hilflosen Menschen skrupellos ausnutzen.

Die Betroffenen selbst können häufig nicht richtig einschätzen, was ein Betreuer darf und was nicht; ihre eigenen Rechte kennen sie nur sehr selten.

Betreuer bekommen weitreichende Macht über ihre Schützlinge und damit über deren weiteres Leben. Ordnet das Gericht „Aufenthaltsbestimmung", „Gesundheitsfürsorge", „Vermögenssorge", „Abschluss, Änderung und Kontrolle der Einhaltung des Heim-, Pflegevertrages", „Entgegennahme, Öffnen und Anhalten der Post", „Entscheidung über Fernmeldeverkehr", „Geltendmachung von Rechten des Betroffenen gegenüber seinem Bevollmächtigten", „Vertretung bei Ämtern und Behörden, gegenüber Sozialleistungs- und Versicherungsträgern" an, dann entscheidet der Betreuer, wo sein Schützling lebt, wie er lebt, wie viel Geld er ausgeben darf, mit wem er kommunizieren darf und ob er dies überhaupt darf.

Hier wird die Betreuung zum russischen Roulette. Ist der Berufsbetreuer gut oder nicht? Behandelt er seinen Betreuten human oder nicht?

Eine Betreuerin, die sich durch meine vielen Fragen zu ihrem Betreuten in die Enge gedrängt sah, explodierte plötzlich und rief aufgebracht: „Was will er denn noch? Er hat doch im Leben wirklich alles gehabt. Er soll doch endlich Ruhe geben!"

Der Verein *Handeln statt Misshandeln* hat in den letzten zehn Jahren innerhalb der rechtlichen Betreuung häufig Diskriminierung gegen Betreute festgestellt; so wurde neben der „Vernachlässigung", also dem mangelnden persönlichen Kontakt, vor allem „finanzielle Ausbeutung" genannt. Betreuer trafen oft weitreichende Entscheidungen, ohne vorher Rücksprache mit den Betreuten zu halten, obwohl dies dem Kern des Betreuungsrechts zuwiderläuft, demzufolge der Wille des Betreuten zu beachten ist.

Für Marita Halfen ist das Betreuungsrecht ein Politikum. In einem Jahr musste der Bonner Verein 500 Fälle von Betreuungsrecht-Missbrauch bearbeiten, so viel wie nie zuvor.

Besonders wenn die Angehörigen nicht sofort zur Verfügung stehen, wird oft in Windeseile eine Entscheidung gefällt – ohne ihre Zustimmung abzuwarten. Dies zeigt die folgende Geschichte:

Die 92-jährige Erna M. lebte selbstständig in ihrer Wohnung, bis sie stürzte und einen Oberschenkelhalsbruch erlitt. Sie kam ins Krankenhaus, wurde operiert, war danach durch die verabreichten Medikamente aber eine Zeit lang verwirrt, was bei älteren Patienten nicht unüblich ist. Bei ihr aber wurde der Zustand als Demenz diagnostiziert, schon aufgrund ihres Lebensalters.

Da die alte Dame trotz Verwirrung entlassen werden sollte, sie sich in ihrem Zustand aber nicht alleine in ihrer Wohnung hätte versorgen können, brauchte das Krankenhaus einen Verantwortlichen. Nach Angehörigen wurde nicht gesucht.

Ein Richter wurde gerufen: Alleine aufgrund der Einschätzung der Ärzte, die bei Erna M. eine Demenz diagnostiziert hatten, ordnete er eine rechtliche Betreuung an. Der Betreuer löste die Wohnung der Dame mit Zustimmung des Gerichts auf und verkaufte ihre Sachen.

Nach ca. zwei Monaten klang das Verwirrtheitssyndrom jedoch wieder ab und Erna M. war geistig wieder völlig normal. Sie hätte sich mit leichter Unterstützung wieder selbst versorgen können und war entsetzt, jetzt in einem Pflegeheim wohnen und sich nach einem Betreuer richten zu müssen. Da ihre Wohnung in der Zwischenzeit schon aufgelöst worden war, blieb ihr nichts anderes übrig, als im Pflegeheim zu bleiben. Besonders tragisch ist zudem, dass ihre Angehörigen, die in der Zeit ihres Unfalls für einige Wochen verreist waren, nicht informiert und daher auch nicht als Betreuer eingesetzt worden waren. So konnten sie sich nicht gegen eine Übersiedlung in ein Heim wehren.

Fazit: Aufgrund einer Fehldiagnose (Demenz statt Delirium), der voreiligen und fragwürdigen Einsetzung eines rechtlichen Betreuers, durch die ebenfalls nicht nachvollziehbare schnelle Auflösung der Wohnung wurde die ältere Frau ohne Not heimatlos. Trotzdem hat der Richter seine Entscheidung nicht widerrufen, auch nicht in Bezug auf die Betreuung.

Rechtlich kann niemand zur Verantwortung gezogen werden, da alle Beteiligten „richtig", d. h. rechtmäßig gehandelt haben. Ein Skandal, der einmal mehr zeigt, welche Folgen die typische Voreingenommenheit gegen das Alter haben kann.

Um mehr über die Betreuungssituation in Deutschland zu erfahren, suche ich den Sozialrechtler und Rechtsanwalt Alexander Frey vom *Forum Pflege Aktuell* auf, der mir bestätigt, dass der gerichtlich bestellte Betreuer im Rahmen seiner Aufgabenbereiche freie Hand über den von ihm Betreuten habe. Selbst wenn er sich als unfähig erweist, hat er meistens keinerlei rechtliche Konsequenzen zu befürchten.

Auch wenn Beschwerden von den Angehörigen kommen, ist der Richter meist nicht bereit, eine Beweisaufnahme zu machen. Weist eine Familie die gesetzliche Betreuung zurück und möchte sich selbst kümmern, erteilen die Betreuer nicht selten gemeinsam mit dem Heim Besuchsverbote. Richter ebenso wie betreuende Ärzte mischen sich in solche Angelegenheiten in den seltensten Fällen ein.

„Der Betreuer hat immer Recht, Entscheidungen liegen in seinem freien Ermessen; kaum ein Betreuer wird jemals von einem Richter angemahnt; normalerweise mischen sich auch die Richter nicht ein. Sie haben meist gar keine Zeit, die vielen Fälle und Streitigkeiten zu überprüfen", erklärt Frey.

Es ist tragisch, aber Alexander Frey kann nur wenige Fälle nennen, in denen ein Betreuer entlassen wurde. Einem Betreuer wurde seine Ehrlichkeit zum Verhängnis: Er hatte gegenüber dem Richter geäußert, er ginge nicht mehr ins Heim, weil er das Elend dort einfach nicht mehr sehen könne!

Oft sind Familien zerstritten und einzelne Familienmitglieder versuchen dann, über den alten hilfsbedürftigen Angehörigen Vorteile zu erringen oder ihn für ihre eigene Machtstellung innerhalb der Familie zu missbrauchen. Handelt ein Betreuer in solchen Fällen nicht nach dem Willen der Betreuten und nicht nach deren Wohl, dann fügt er den betroffenen alten Menschen sehr viel Leid zu und ist für seinen Job nicht geeignet.

Die 76-jährige Eleonore H. erlitt einen Schlaganfall und war danach halbseitig gelähmt. Nach dem Krankenhausaufenthalt wurde sie zwar als „geistig fit" entlassen, von ihrer Familie aber kurzfristig in ein Pflegeheim gebracht, damit alles für die Pflege der gelähmten Frau zu Hause organisiert werden konnte. Als ihre Töchter sie das erste Mal im Pflegeheim besuchten, waren sie entsetzt, dass ihre Mutter über eine PEG-Sonde ernährt wurde und einen Blasenkatheter hatte. Wer das angeordnet hätte, wollten sie wissen. Die Mutter beschwichtigte sie damit, dass sie ja zum Schluss zugestimmt hätte, nachdem man sie gewarnt habe, sie könnte wegen ihres Schlaganfalls Schluckbeschwerden bekommen und ersticken. Und dem Katheter habe sie auch zugestimmt, weil sie nicht selbst zur Toilette gehen könne und die Pfleger nicht Zeit hätten, sie ständig dort hinzubringen.

Aber das war nicht alles: Schon beim nächsten Besuch fanden die Töchter ihre Mutter „vollgestopft bis obenhin mit Psychopharmaka", wie sie es empört ausdrückten, in einem Dämmerzustand vor. Sie sei noch nicht einmal wach genug gewesen, um ihre Physiotherapie zu machen. Doch gerade nach einem Schlaganfall können nur physiotherapeutische Übungen helfen, einen Teil der Beweglichkeit wiederzuerlangen. Die Töchter versuchten, mit dem

Pflegepersonal im Heim weniger Psychopharmaka und mehr Gymnastik auszuhandeln, ohne Erfolg.

Skandalös ist auch das Verhalten der behandelnden Ärztin: Weil die Mutter kaum noch ansprechbar war, diagnostiziert die Ärztin eine mittlere Demenz, anstatt nachzusehen, wie viele Psychopharmaka sie bekam.

Doch das Drama hatte mit einem Familienstreit begonnen:

Da alle drei Töchter berufstätig waren, wollten sie ihre Mutter gemeinsam mit einem Pflegedienst zu Hause betreuen. Der Bruder aber war dagegen und wollte, dass die Mutter im Pflegeheim bleibt. Er lebte mit seiner Familie im Haus der Eltern, das diese ihm vor zehn Jahren überschrieben hatten. Dort bewohnten die Eltern eine in sich abgeschlossene Wohnung, für die sie lebenslanges Wohnrecht hatten.

Zwischen den Geschwistern entstand ein heftiger Streit: Pflegeheim oder Pflege zu Hause? Der Sohn beantragte die Betreuung seiner Mutter wegen Demenz, ohne seine Schwestern darüber zu informieren, und bat im Antrag, sie „auf Dauer" im Pflegeheim zu belassen. Als die Töchter das erfuhren, waren sie entsetzt. Die Schwestern warfen ihm Egoismus und Habgier vor: Er wolle wohl das Haus alleine für sich behalten. Der rechtliche Hintergrund: Bekäme er die Betreuung zugesprochen, schlösse dies auch das Aufenthaltsbestimmungsrecht über die Mutter mit ein.

Im Pflegeheim verschlechterte sich der Zustand der Mutter indessen rapide. Sie wurde immer unbeweglicher und versteifte zusehends. Ein Heimbewohner erzählte den Töchtern, dass ihre Mutter nachts stundenlang um Hilfe riefe, es auf dem Stockwerk aber keine Nachtschwester gäbe, die der Mutter zu Hilfe kommen könnte. Die

Töchter waren besorgt, weil die Mutter immer instabiler wurde, sehr unglücklich wirkte und sie irgendwann sogar unter Tränen anflehte, sie nach Hause zu bringen. Von ihrem Sohn fühlte sie sich ins Heim abgeschoben.

Die Töchter schlugen dem Gericht vor, den geschiedenen Ehemann einer der Töchter, der einen guten Draht zu seiner ehemaligen Schwiegermutter hatte, als neutralen Betreuer einzusetzen. Das Gericht stimmte diesem Vorschlag zu, der neue Betreuer holte die Mutter nach Hause und die Töchter teilten sich die Pflege mit einem ambulanten Pflegedienst.

Die Mutter erholte sich zusehends von der Wirkung der Psychopharmaka und wurde nach Aussage der Töchter wieder „völlig klar im Kopf". Von Demenz keine Spur mehr.

Der Krieg zwischen den Geschwistern aber eskalierte. Der Sohn setzte nach Ansicht der Töchter den Vater unter Druck, bis dieser einen anderen Betreuer beantragte. Die Begründung: Durch den Ex-Schwiegersohn sei der Familienfriede erheblich gestört.

Obwohl nach dem Betreuungsgesetz der Wille des Betreuten vorrangig ist, setzte das Gericht den Schwiegersohn ab und eine Berufsbetreuerin ein. Es tat dies, obwohl die Mutter ausdrücklich geäußert hatte, dass sie eine ihrer Töchter als Betreuerin wünsche und keinesfalls ihren Sohn. Das Gericht hielt aber niemanden aus der Familie für geeignet, den Konflikt zu lösen.

Auch der Richter oder die Betreuerin unternahmen nichts, um innerhalb der Familie einen Konsens zu erreichen. Ganz im Gegenteil: Da sich der Streit zwischen den Geschwistern immer mehr zuspitzte, ordnete die Betreuerin irgendwann ein Besuchsverbot für die Wohnung der Mutter an: Die Töchter durften die Wohnung der Mutter nicht mehr betreten, weil auch der Bruder bzw. der Sohn das nicht wollten.

Obwohl die Mutter weinte und ihre Töchter um sich haben wollte, wurden die Schlösser ausgetauscht. Den Töchtern wurde sogar untersagt, sich in der Straße blicken zu lassen, in der die Eltern lebten. Von da an durften die Töchter ihre Mutter nur noch einmal im Monat zu einem Kaffeehausbesuch abholen. Und auch dann durften sie das Haus des Bruders und damit die Wohnung der Mutter nicht betreten, sondern diese nur im Rollstuhl vor dem Haus übernehmen, ins Taxi setzen und sie nach zwei bis drei Stunden wieder zu Hause abliefern.

Eine unerträgliche Situation, auch für die Mutter. Ganz sicher nicht zum Wohle der Betreuten und damit sicherlich auch nicht im Sinne des Betreuungsgesetzes.

Der Präsident der Deutschen Gesellschaft für Gerontologie und Geriatrie, Thomas Klie, fordert, dass gerade bei Beziehungskonflikten in Familien die Professionalität eines Betreuers gewährleistet sein muss. Schließlich gilt der Wille der Betroffenen und nicht der Wille des Betreuers. Eine Betreuerin oder ein Betreuer muss dafür Sorge tragen, dass ein vernünftiges Familienkonzil erreicht wird und die Mutter ihre Kinder, und zwar alle, in einer Weise in ihr Leben einbeziehen kann, die ihrer Lebensführung entspricht.

Natürlich entstehen in vielen Familien gerade am Lebensende der Eltern gravierende Konflikte, oft durch ökonomische Absichten einzelner Familienmitglieder. Natürlich könne man auch von einem Betreuer nicht erwarten, dass er hochkomplexe Familienkonstellationen löst, meint Klie, aber man könne von ihm erwarten, dass er sich nicht einfach auf die Seite einer Partei schlägt.

Die Situation müsse in jedem Fall mit dem behandelnden Arzt und anderen Fachleuten besprochen werden, denn maßgeblich sei, was dem Wohl des Betreuten und seinen Wünschen diene.

Gerade wenn ein alter Mensch selbst sehr wankelmütig sei, unter Druck gesetzt würde und seine eigene Meinung nicht zu sagen wage, sei es wichtig, eine fachliche Einschätzung hinzuzuziehen und möglicherweise auch auf ein Konzil hinzuarbeiten.

Das größte Problem und Ursache für viele Fehlentscheidungen scheint die Überlastung vieler Richter zu sein. In den letzten Jahren ist die Zahl der Betreuungen bundesweit stetig angestiegen: 2005 wurden ca. 1,2 Millionen Menschen in Deutschland betreut, davon waren 379.890 Berufsbetreuern zugeteilt.

Dass fast alle Betreuungsvorschläge oder -anträge positiv beschieden werden und dass die meisten älteren Menschen einen Betreuer bekommen, wenn jemand aus der Familie oder Nachbarschaft einen vermeintlichen Bedarf meldet, belegen als Beispiel schon die Zahlen aus dem Gerichtsbezirk München.

2007 gab es dort 14.456 Betreuungsverfahren. Bei 12.764 davon wurden Betreuungen angeordnet. Im Vergleich zum Vorjahr eine Steigerung von 3,48 Prozent. Bei so vielen Fällen haben die Richter kaum eine Chance, genau zu prüfen, ob eine Betreuung wirklich notwendig ist oder nicht. Sie müssen sich auf die Aussage der bis dahin betreuenden Familienmitglieder verlassen. Meistens ist auch niemand da, um zu kontrollieren, ob ein Betreuer seine Arbeit gut macht oder ob sie überhaupt getan wird.

Zudem wird auch bei der Betreuung alles zusammengestrichen, was zuvor noch an humanem und menschlichem Engagement möglich war.

Konnte der Betreuer bisher noch die Stunden abrechnen, die er für seinen Betreuten aufgewandt hat, wird sein tatsächlicher Aufwand nun nicht mehr honoriert. Seit der Einführung der Fallspauschalen kann auch er nur noch nach Fallzahlen abrechnen.

Die Konsequenz: Viele Berufsbetreuer behaupten, nur noch finanziell überleben zu können, wenn sie wenigstens 50 Betreuungsfälle übernehmen. Viele von ihnen fühlen sich ausgenutzt und geben ihren Beruf auf. Für sie springen andere, immer häufiger skrupellose Betreuer in die Bresche und ziehen mehr Betreuungsaufträge an sich, als sie mit gutem Gewissen erledigen können. Hauptsache der Mammon stimmt.

Es gibt Betreuer, die mehr als 70 Fälle betreuen. In Köln konnte ich eine Rechtsanwältin recherchieren, die 80 Betreuungen hat, ein Aufwand, der schon rein zeitlich gar nicht zu leisten ist. Zum Wohl der Betreuten kann sie jedenfalls nicht handeln. Trotzdem duldet der Gesetzgeber diese Häufung von Betreuungsfällen bei einer Person. Die Betreuerin von Eleonore H. sagte mir, sie hätte 50 Betreute zu versorgen, gegenüber der Tochter von Frau H. sprach sie sogar von 100.

Alexander Frey vom *Forum Pflege Aktuell* ist selbst Berufsbetreuer und bestätigt mir, dass Pflege heute häufig unmenschlich geworden sei. Auch unter seinen Kollegen überwiege heute oft die Einstellung: „Die Personensorge gebe ich an der Pforte ab."

Als er kürzlich eine Kollegin gefragt habe, warum sie ihre Betreute nicht mehr besuche, habe diese resigniert geantwortet: „Das kann ich nur selten machen. Das zahlt mir doch keiner."

Folgenlos ist auch die Evaluation des neuen Gesetzes

geblieben, die angefertigt wurde, um seine Auswirkungen zu überprüfen. Schon im Zwischenbericht kann man lesen, dass der persönliche Kontakt der Betreuer zu ihren Betreuten nach der Reform deutlich zurückging, während gleichzeitig die Zahl der telefonischen Kontakte anstieg. Dabei schreibt das Betreuungsgesetz den regelmäßigen persönlichen Kontakt mit den Betreuten vor.

Von diesen Auswirkungen sind die Heimbewohner besonders betroffen: Nach der letzten Änderung des Betreuungsrechts gingen besonders die persönlichen Kontakte der selbstständigen Berufsbetreuer zu ihren im Heim lebenden Schützlingen ganz dramatisch zurück. Manche Studien sprechen gar von 80 oder 90 Prozent.

Dieses Ergebnis erschreckte auch Bundesjustizministerin Zypries. Sie kündigte Reaktionen des Gesetzgebers an und schrieb dazu: „Darin könnte sich ein deutlich ökonomisch orientiertes Verhalten der Betreuer als Reaktion auf die Pauschalisierung zeigen, das im Ergebnis dem Wohl der Betreuten nachhaltig zuwiderläuft. Ein wesentlicher Reformansatz des Betreuungsrechts war es ja, die persönliche Betreuung im Gegensatz zur bloßen Verwaltung zu stärken. Es ist daher zu erwägen, eventuell kurzfristig geeignete gesetzgeberische Maßnahmen zu ergreifen."

Diese Maßnahmen erschöpften sich aber bisher darin, dass bei bundesweit sieben Prozent der Betreuungen die Erstellung eines Betreuungsplanes angeordnet wurde. Und damit sind wir wieder in der üblichen Schleife gelandet: Der Betreuer schreibt einen Betreuungsplan, der mit vielen anderen auf dem Tisch des Rechtspflegers oder Richters landet. Der Aktenstapel wird größer und größer ...

Marita Halfen hält es für dringend angebracht, eine Beratungsstelle für Betreuungsopfer einzurichten, die neutral vermittelt, berät und hilft und den Platz der vielen Sozialstationen oder Sozialdienste einnimmt, die abgebaut wurden und jetzt fehlen.

Wer verhindern möchte, dass er einmal einen gesetzlich bestellten Berufsbetreuer bekommt, kann sich durch das Ausfüllen einer Betreuungs- oder Vorsorgevollmacht absichern. Er kann eine Patientenverfügung ausstellen und sicherheitshalber von einem Notar unterschreiben lassen. Formulare gibt es auf der Homepage des Bundesjustizministeriums.

10. Wenn alten Patienten Gewalt angetan wird

Gewalt gegen alte Menschen ist keine Erscheinung unserer heutigen Zeit. Allerdings wurde erst in den letzten beiden Jahrzehnten erkannt, dass es sich dabei um ein gesellschaftliches Problem erheblichen Ausmaßes handelt, befindet der Altersforscher Rolf Hirsch.

Diskriminierung ist für ihn die Voraussetzung dafür, dass Gewalt entsteht.

Natürlich trete das im familiären Rahmen nicht sehr häufig auf. Wenn ein junger Mensch von seiner Großmutter spricht, hört man meistens: „Toll, wie sie das macht!" Sobald aber die Sprache auf „die Alten" als Gruppe kommt, kommt schnell Diskriminierung ins Spiel.

Auch im therapeutischen Bereich erlebt Hirsch umgekehrt immer wieder, dass die Geringschätzung älterer Menschen nachlässt, sobald der „anonyme Fall" zum „individuellen Menschen" wird.

Auch dies zeige wieder ganz deutlich, dass der Maßwert in unserer Gesellschaft immer die Jugend sei. Das allgemeine Gespür dafür, was alte Menschen brauchen, welche Sorgen und Nöte sie haben, sei viel zu wenig ausgeprägt.

Als er kürzlich von einer Ministerin gefragt wurde, was man denn gegen die Gewalt gegen Alte tun solle, forderte er auch genau dies: Erst einmal dafür zu sorgen, dass diese Gewalt im Bewusstsein der Menschen ankomme. „Wenn Sie über Gewalt sprechen", antwortete er, „dann sprechen Sie über Kinder, über Gewalt in der Familie, Sie sprechen über Migranten und neuerdings über Männer, aber nie über Alte. Nehmen Sie nur das Wort ‚Alte‘ dazu. Das sind die, die hilflos sind.“

Ärzte sehen oder erleben Misshandlungen an alten Menschen oder sie hören darüber. Leider fühlen sie sich selten mitverantwortlich, die erforderlichen Schritte dagegen einzuleiten.
Alte Menschen werden sowohl in der Familie als auch in Institutionen wie Kliniken oder Pflegeheimen Opfer von Gewalt.
Pflegeabhängige alte Menschen, insbesondere wenn zudem psychische Störungen vorliegen, sind Misshandlungssituationen in der Regel hilflos ausgeliefert und reagieren auf sie häufig mit massiven Verhaltensstörungen. Das erzeugt einen Teufelskreis: Oft genug wird auf diese Verhaltensstörungen nämlich mit Zwangsmaßnahmen reagiert, die bis zur weiteren Gewalt reichen, z. B. Zwangseinweisung in die Psychiatrie, Heimunterbringung, Fixierung oder Psychopharmaka-Gabe.

Gewalt hat im Medizinbetrieb viele Gesichter: Jemanden zu zwingen, Windeln anzuziehen, ist Gewalt, freiheitsentziehende Maßnahmen wie abgesperrte Türen, Bettgitter, Fixierungen sind Gewalt. Schätzungsweise 140.000 Menschen werden in Deutschland pro Jahr durch sogenannte PEG-Sonden künstlich ernährt, 70 Prozent davon in Heimen. Auch das ist Gewalt, sofern nicht abgeklärt ist, ob die Betroffenen mit dieser Art der Ernährung einverstanden sind.

Wie bereits im vorigen Kapitel ausgeführt, ist Gewalt bei Betreuungen nach wie vor von großer Bedeutung. Im

Jahr 2004 betrafen 32 der bei *Handeln statt Misshandeln* eingegangenen Notrufe Gewalthandlungen im Rahmen einer rechtlichen Betreuung. Häufigste Gewaltausprägungen waren dabei die bereits angesprochene Vernachlässigung sowie die finanzielle Ausbeutung. Eine weitere Gewalthandlung bestand darin, dass richterliche Beschlüsse von Pflegekräften dazu benutzt wurden, freiheitsentziehende Maßnahmen wie Einsperren oder Fixieren über deren Notwendigkeit hinaus häufig rund um die Uhr einzusetzen.

Wir müssen davon ausgehen, dass heute bei 5 bis 14 Prozent der zu Hause Versorgten körperliche Gewalt ausgeübt wird. Im stationären Bereich, also im Krankenhaus oder im Pflegeheim, sind die Zahlen vermutlich noch höher.

Für viele Pflegeexperten ist Gewalt eine direkte Folge von Überforderung und Überlastung. Hier stellt sich nur die Frage: Wer ist Opfer, wer ist Täter? Die Pflegekräfte beschreiben sich selbst als überbelastet, überfordert, ausgebrannt, verbraucht, gesellschaftlich gering geschätzt und emotional erschöpft. Tragischerweise erlaubt unser Gesundheitssystem, dass Pflegekräfte über ihre psychischen und physischen Grenzen hinaus belastet und ausgebeutet werden dürfen. Am Geld kann es nicht mangeln: Bei rund 3.000 Euro, die monatlich für einen Heimplatz gezahlt werden müssen, sollte genug übrig bleiben, um mehr Personal einzustellen. Anscheinend verstehen sich Pflegeheime aber in erster Linie als Wirtschaftsbetriebe, die Gewinne erzielen müssen.

Leider scheinen viele Ärzte und Pflegekräfte im Laufe der Zeit gegen die Not alter Menschen abzustumpfen und sie nicht mehr zu sehen. Wie sonst kann man erklären, dass alten Menschen, wenn es ihnen ohnehin schon schlecht geht, noch Gewalt angetan wird, anscheinend ohne jeden Skrupel?

Maurice Sch., 69 Jahre alt, war mit einem Herzleiden ins Krankenhaus eingeliefert worden. Er bekam eine Infusion, dann kündigte man ihm an, dass man ihn mit Elektroschocks behandeln wolle. Er war damit nicht einverstanden und teilte der Schwester dies mit. Sie aber entgegnete sehr schroff: „Doch, das wird gemacht." Er fühlte sich wehrlos und rief seine Freundin an, die ihn sofort nach Hause holte.

Im Krankenhaus wurde sein Fehlen erst am nächsten Morgen bemerkt; man rief Herrn Sch. zu Hause an, um ihn zu beruhigen und ihn zur Rückkehr zu bewegen. Die Freundin erzählte mir: „Sie riefen ihn an und flöteten, er solle doch wiederkommen." Maurice Sch. ließ sich überzeugen, hoffte, man werde seine Einwände und Ängste ernst nehmen. Doch er hatte sich getäuscht: Er war kaum im Krankenhaus angekommen, als die Schwester ihn gegen seinen Willen betäubte. Gegen die Elektroschocks konnte er sich jetzt natürlich nicht mehr wehren.

Eine weitere und häufig auftretende Facette der Gewalt besteht darin, alte Menschen gegen ihren Willen zu fixieren, d. h. an Betten oder Stühlen festzubinden. Eine Studie aus dem Jahr 2002 ergab, dass in München jeder zweite Pflegeheimbewohner fixiert wird.

Die Rechtsmedizinerin Prof. Dr. Andrea Berzlanovich, Professorin am Institut für Rechtsmedizin der Ludwig-Maximilian-Universität in München, hat zehn Jahre lang rückwirkend 33 Todesfälle untersucht, bei denen der Leichenschauarzt eine „ungeklärte" oder „gewaltsame" Todesursache attestiert hatte. 28 von diesen 33 Toten starben, weil sie im Krankenhaus, zu Hause oder im Pflegeheim mit einem Bauchgurt falsch, d. h. nicht sachgerecht fixiert worden waren. Beim Versuch, sich aus dem Bauchgurt zu befreien, waren einige von ihnen zu Tode gekommen. Andere hatten sich beim Herausfallen aus dem Bett selbst stranguliert, obwohl der Bauchgurt ja gerade das verhindern sollte. Fixiergurte als Todesfalle für alte Menschen?

Eine Fixierung bedarf immer der Zustimmung eines Richters. Weder Pflegepersonal noch Ärzte können sie ohne dessen ausdrückliche Genehmigung vornehmen. Bevor ein Richter aber eine solche Genehmigung erteilen darf, muss er in jedem Fall die Patientin oder den Patienten persönlich anhören.

Engagierte Gruppen wie das *Forum Pflege Aktuell* machen immer wieder darauf aufmerksam, dass solche Anhörungen längst nicht immer stattfinden und viele Fälle einfach im Schnelldurchlauf nach Aktenlage entschieden werden.

Wie wichtig das Engagement solcher Gruppen ist, zeigt der Fall eines Vormundschaftsrichters vom Amtsgericht Nürtingen in Baden-Württemberg, der im Herbst 2008 wegen Rechtsbeugung und Freiheitsberaubung zu dreieinhalb Jahren Haft verurteilt wurde.

Dem 45 Jahre alten Richter wurde nachgewiesen, dass er in Stuttgart mindestens 47 Heimbewohner mit Bettgittern und auch mit Bauchgurten ans Bett hatte fesseln lassen, ohne die Betroffenen selbst dazu angehört zu haben. Er hatte solche Anhörungen aber vorgetäuscht und die betreffenden Protokolle gefälscht. Einige soll sogar seine damals neunjährige Tochter unterschrieben haben.

Die Sache flog schließlich auf, weil die angeblichen Anhörungen bei acht Personen zu einem Zeitpunkt stattgefunden haben sollten, an dem diese bereits verstorben waren.

Darüber hinaus soll der Richter fünf Menschen in einer geschlossenen Einrichtung untergebracht haben – natürlich ohne das vorgeschriebene Sachverständigengutachten.

Die vorsitzende Richterin des Landgerichts Stuttgart nannte das einen massiven Eingriff in die Freiheitsrechte der Betroffenen. Der Richter habe sich damit in hohem Maße über die gesetzlichen Vorschriften hinweggesetzt, begründete sie ihr Urteil.

„Auf eine Anhörung kann nicht verzichtet werden. Sie ist gesetzlich vorgeschrieben", betonte die Richterin ausdrücklich. Auf sie könne nur verzichtet werden, wenn der Gesundheitszustand des Betroffenen das nicht erlaube. Aber davon müsse sich ein Vormundschaftsrichter vor Ort selbst überzeugen.

Der vom Dienst suspendierte Richter bestreitet eine Schuld: „Alle Entscheidungen sind mit meinem Gewissen als Richter und als Christ vereinbar", erklärt er. Er habe sich nichts zuschulden kommen lassen.

Dekubiti

Druckgeschwüre, in der Fachsprache auch Dekubiti genannt, gelten als Synonym für schlechte Pflege und Vernachlässigung von Menschen – auch dies ist eine Form von Gewalt.

Ein Dekubitus entsteht, wenn ein Mensch zu lange in derselben Position im Bett liegt oder zu lange im Rollstuhl sitzt, ohne dass seine Lage regelmäßig verändert wird. Durch den andauernden Druck auf Haut und Gewebe werden die kleinen Blutgefäße zusammengedrückt, so dass das Gewebe nicht mehr ausreichend mit Sauerstoff und Nährstoffen versorgt werden kann. Die Folge: eine verminderte Durchblutung.

Erste Symptome sind ein Kribbeln, der Arm oder das Bein „schläft ein". Das kennen wir alle. Ein gesunder Mensch verändert seine Lage, entlastet dadurch die betroffene Stelle, und das Blut zirkuliert wieder. Die meisten bettlägerigen Menschen können das nicht alleine, sie bleiben weiter in derselben Lage; wenn nichts unternommen wird, stirbt mit der Zeit Hautschicht für Hautschicht ab, bis die Menschen auf dem blanken Knochen liegen, was mit unglaublichen Schmerzen verbunden ist.

Experten gehen davon aus, dass in Deutschland ca. 750.000 alte Menschen im Krankenhaus und in Pflegeheimen an Dekubiti leiden. Bei etwa der Hälfte der betroffenen Heimbewohner sind die Dekubiti bereits vor der Heimaufnahme in Kliniken entstanden. Außerdem ist nachgewiesen, dass bei mehr als 40 Prozent der Senioren die Vorbeugung und die Therapie des Dekubitus nicht angemessen waren, dokumentierte der Medizinische Dienst der Krankenkassen. Es handelt sich hier um gravierende Vernachlässigung.

In Krankenhäusern sind Dekubiti besonders häufig in Einrichtungen zu finden, in denen auch Fehler in der Medikamentenausgabe häufiger vorkommen, Verhaltensstörungen der Bewohner häufiger sind, die Personalausstattung vergleichsweise dünn und die Personalfluktuation hoch ist. Die Folgen sind, neben den Schmerzen, oft verheerend.

In München musste einer 74-jährigen Frau deswegen das Bein amputiert werden. Karin M. war mit einem Schlaganfall ins Krankenhaus eingeliefert worden und litt infolge dessen an Lähmungen. Nach ihrer Entlassung einen Monat später wurden Wundliege-Geschwüre am Steiß und an der Kniekehle festgestellt: „Pflegefehler", urteilte der Sachverständige, als der Fall vor Gericht kam.

Obwohl sie sich nicht aus eigener Kraft bewegen konnte, ließen die Pflegekräfte im Krankenhaus Karin M. täglich mehr als zwei bis drei Stunden im Rollstuhl sitzen. Viel zu lange, meint der Gutachter. Gefährdete Körperpartien hätten nicht die notwendige Druckentlastung erhalten, weshalb sie die Druckgeschwüre bekommen hätte.

Er moniert auch, dass die Klinik auf eine Wechseldruckmatratze verzichtet habe, obwohl dies Standard für gefährdete Patienten wie die 74-Jährige sei, die an Vorerkrankungen wie Diabetes und Bluthochdruck litt. Auch wurde ihre Dokumentation dort schlampig geführt und es wurde kein individueller Pflegeplan aufgestellt, wie es bei solchen Patienten sonst üblich sei.

Im Altenheim, in das sie anschließend kam, wurde sie ebenfalls nicht adäquat umgelagert. Man bemerkte die Druckgeschwüre nicht einmal, so dass weitere Dekubiti an Bein und Fuß entstanden, bis letztendlich alles Gewebe nekrotisch, d. h. abgestorben war und der Oberschenkel amputiert werden musste.

Im Gerichtsverfahren bekam sie zwar Schmerzensgeld und Schadensersatz zugesprochen, das erlittene Leid und Unrecht kann dies aber natürlich nicht einmal ansatzweise ausgleichen. Ihr Rechtsanwalt möchte für mehr Schadensersatz kämpfen, auch um ein Exempel zu statuieren.

Zwangsernährung durch Magensonde

Selbstständig essen zu können, ist wohl eine der wichtigsten Handlungen, damit sich ein Patient nicht völlig entmündigt fühlt. Es gilt inzwischen jedoch als nachgewiesen, dass in vielen Krankenhäusern und Pflegeheimen Patienten viel zu schnell und häufig, oft auch vollkommen unnötig, künstlich ernährt werden. Auch dies ist zweifellos eine Form von Gewalt.

Der Grund ist einfach: Die künstliche Ernährung spart Zeit. Zeit, die für Hilfe beim Essen hätte aufgebracht werden müssen und die den reibungslosen Betriebsablauf garantiert.

Meist erfolgt die Ernährung über sogenannte PEG-Sonden. PEG steht für „perkutane endoskopische Gastrostomie" und heißt in Umgangssprache übersetzt etwa: „durch die Haut per Endoskopie angebrachte Magenöffnung". Dabei wird ein elastischer Kunststoffschlauch durch die Bauchdecke in den Magen eingeführt. Durch ihn sollen die Patienten ernährt werden, die nicht mehr selbst schlucken oder aus anderen Gründen keine Nahrung auf herkömmlichem Weg aufnehmen können. Aber, wie gesagt: PEG-Sonden werden viel zu oft eingesetzt. So werden viele alte Menschen auch noch um ihren vielleicht letzten Genuss gebracht – das Genießen einer Mahlzeit.

Wie leichtfertig der Einsatz von PEG-Sonden oft erfolgt, zeigt auch die folgende Geschichte.

Die Freundin von Käthe D., einer 90-jährigen Heimbewohnerin, hatte erfahren, dass die Heimleitung deren rechtlichen Betreuer um die Einwilligung zum Legen einer PEG-Sonde gebeten hatte. Sie wollte dies verhindern und suchte sich Unterstützung von außen. Natürlich sei Käthe D. noch imstande zu schlucken und zu kauen, sie benötige dafür aber einfach etwas mehr Zeit. Man hatte zwar einen Besuchsdienst eingerichtet, der fast täglich kam, um die Patientin zu füttern, doch an manchen Tagen konnte dieser ganz offensichtlich nicht kommen. Und hier lag auch der Grund für die Bitte nach künstlicher Ernährung.

Gegenüber dem Betreuer begründete die Heimleiterin ihr Gesuch damit, dass die Dame eben so langsam essen würde, dass die Pflegekräfte nicht so viel Zeit für sie „verschwenden" könnten. Zum Glück ist es letztlich gelungen, den Betreuer von der Unmenschlichkeit und Grausamkeit der Bitte zu überzeugen, und er versagte seine Einwilligung.

Auf welch unsinnige Weise manchmal noch am Lebensende Magensonden gelegt werden, beweist auch die Geschichte von Heidi S.

Frau S. war sterbenskrank. Dennoch verlangten die behandelnden Ärzte von ihrer Tochter die Einwilligung für eine PEG-Sonde. Diese war verzweifelt und fühlte sich überfordert, eine solche Entscheidung zu treffen.

„Ich kann das doch gar nicht entscheiden. Ist es denn rechtens, mich so unter Druck zu setzen?", fragte sie. Die Ärzte drohten: „Wollen Sie, dass Ihre Mutter verhungert und verdurstet?"

Als die Tochter schließlich mit „Unterstützung" ins Krankenhaus fuhr und die Lage in Augenschein nahm, wurde sehr schnell klar, dass ihre Mutter bereits im Sterben lag, es also mehr als unsinnig gewesen wäre, ihr noch eine PEG-Sonde zu legen. Die Tochter verweigerte ihre Zustimmung und eineinhalb Tage später verstarb Frau S., ohne PEG-Sonde.

In einer anderen Krankengeschichte trat der umgekehrte Fall auf: Martha V. kam aus dem Heim ins Krankenhaus, weil sie das Essen und Trinken eingestellt hatte.

Der Tochter gegenüber argumentierten die Ärzte folgendermaßen: „Wir legen Ihrer Mutter einen Magenzugang, dann kann sie leichter sterben." Ein Hohn der sterbenskranken alten Dame gegenüber; außerdem eine schwierige Situation für die Tochter, die sich einfach überfordert fühlte.

Das Ende der Geschichte: Eine Stunde nachdem der Magenzugang gelegt worden war, ist Martha V. gestorben, und zwar nicht leichter, sondern viel schwerer, weil man ihr in ihrem Zustand noch eine Narkose zugemutet hatte. „Anstatt in Ruhe für eine gute Sterbebegleitung zu sorgen und Martha V. die letzten Stunden so angenehm wie möglich zu machen, mutete man ihr einen chirurgischen Eingriff unter Narkose zu", kritisiert Frau Halfen erzürnt.

Es sei zwar sicherlich sinnvoll gewesen, der Sterbenden Flüssigkeit zukommen zu lassen, damit sie nicht an Flüssigkeitsmangel oder Nierenversagen stirbt, was wirklich kein schöner Tod sei. „Stellen die Betroffenen aber das Essen und Trinken ein, so möchten sie einfach sterben. Die Frau war 94. Das muss man respektieren", so Halfen.

Gewalt in der Familie und die Rolle des Hausarztes

Insbesondere die Familie wurde in den letzten Jahrzehnten als ein Ort verborgener Gewalt wahrgenommen. Man entdeckte zunächst das von den Eltern misshandelte und vernachlässigte Kind, dann die von ihrem Ehemann geschlagene Frau und wandte sich schließlich – vor allem seit den 80er Jahren – auch dem Problem der häuslichen

Misshandlung alter Menschen zu. Auch hierbei spielen die Mediziner eine wichtige Rolle. Gerade der Hausarzt ist hier besonders in der Pflicht.

Handelt er verantwortungsbewusst, kann er eine unterstützende Lösung finden, anstatt sich, wie früher üblich, hinter der Schweigepflicht zu verstecken. Für Ärzte sollte es selbstverständlich sein, professionell einen Handlungsrahmen zu schaffen, akut zu handeln und gleichzeitig auf längerfristige Veränderungen im Beziehungs- oder Struktursystem hinzuwirken.

Frühe Interventionen sind aber nur möglich, wenn man bei den ersten Anzeichen von Gewalthandlungen genauer hinsieht und bereit ist zu handeln, indem etwa Drittpersonen (psychosozialer Dienst, Nachbarn oder bisher nicht involvierte Familienmitglieder) eingeschaltet werden, so die Ergebnisse einer Studie von Rolf Hirsch.

Dass viele Ärzte sich aber ganz offensichtlich nicht trauen, verantwortungsbewusst zu handeln, und sich hinter der Schweigepflicht verstecken, zeigt der folgende Fall:

Ein ambulanter Pflegedienst suchte dringend Hilfe von außen. Der Hintergrund: Die Mitarbeiterinnen des Pflegedienstes hatten festgestellt, dass die bettlägerige, pflegebedürftige Ingrid K., die mit ihrem 48-jährigen, offensichtlich überforderten und verhaltensauffälligen Sohn zusammenwohnte, massive Hämatome („blaue Flecken") am Körper und im Gesicht aufwies.

Wie die Mitarbeiterinnen weiter erzählen, sei dies schon einmal der Fall gewesen. Man hätte damals die Staatsanwaltschaft eingeschaltet und den Hausarzt um Mithilfe gebeten. Der Staatsanwalt habe um Beweise gebeten, der Arzt habe gemeint, ihm seien die Hände gebunden.

Erst nach tatkräftiger Unterstützung von außen und durch die Polizei konnte erreicht werden, dass der Arzt seine Patientin Ingrid K. zu Hause aufsuchte. Natürlich war er beim Anblick der Patientin entsetzt und ließ die Frau sofort in ein Krankenhaus einweisen.

Was an der Geschichte betroffen macht, ist, dass es erst durch Hilfe von außen möglich wurde, der Frau zu helfen, obwohl der engagierte Pflegedienst doch mehrfach über das Gericht und den Hausarzt versucht hatte, Hilfe zu bekommen.

Infantilisierung am Lebensende

Gewalt ist auch, wenn man älteren Menschen am Ende ihres Lebens ihre Würde nimmt. Dies kann auf ganz verschiedene Art und Weise geschehen.

Bei der 94-jährigen Christine P. geschah es durch eine kränkende Infantilisierung.

Als Christine P. nach einem Schlaganfall ins Pflegeheim kam, gaben ihr ihre Freunde beim ersten Besuch ein Schnapsgläschen mit Wein zu trinken – zum „Einstand". Doch schon am nächsten Tag fanden sie ein Schild mit folgendem Hinweis an der Wand: „Es ist untersagt, Christine P. Alkohol in gleich welcher Form zu verabreichen."

Auf die empörte Nachfrage der Freunde wurde erklärt, die Familie hätte das verlangt. In dem kleinen Umtrunk sah sie ganz klar einen Vertrauensbruch. Christine P. sei eine alte Frau, Alkohol sehr schädlich für sie.

Unglücklicherweise sah sich niemand aus der Pflege dazu veranlasst, zwischen Familie und Freunden zu vermitteln oder die Familie darauf hinzuweisen, dass Frau P.

trotz gravierender körperlicher Einschränkungen noch im Vollbesitz ihrer geistigen Kräfte sei.

Die Konsequenzen des Warnschilds waren für sie ausgesprochen schmerzhaft: So fragten beispielsweise Besucher der Mitpatienten, ob sie Alkoholikerin sei und deshalb keinen Alkohol trinken dürfe.

Christine P. bekam die Bevormundung und Infantilisierung ganz bewusst mit, und so wurde für sie bald jeder Besuch zu einer Blamage. Sie schämte sich, weinte häufig und zog sich verzweifelt immer mehr in ihre eigene Welt zurück. Mit diesem Schild am Kopfende ihres Bettes musste sie noch ein Jahr bis zu ihrem Tod leben.

Natürlich haben nicht die Ärzte oder das Pflegepersonal selbst das Verbotsschild angebracht. Sie waren vielmehr durch ihre Gleichgültigkeit daran beteiligt, dass einem wehrlosen Menschen am Lebensende die Würde genommen wurde.

Einlieferung in die Psychiatrie

Ich konnte in Erfahrung bringen, dass auch die Art und Weise, in der ältere Menschen von der Polizei in der Psychiatrie abgeliefert werden, oft mehr als diskriminierend ist.

Häufig verständigen Nachbarn die Polizei oder einen Notarzt, weil sie den Eindruck haben, der betroffene alte Mensch sei verwirrt oder aggressiv, randaliere in der Wohnung oder habe sich in den Straßen verirrt. Gewöhnlich setzt die Polizei sich mit dem Ordnungsamt in Verbindung, dann holen Polizeibeamte und Sanitäter die Betroffene oder den Betroffenen aus der Wohnung. In der Regel sind es fünf Mann. Wehrt sich der alte Mensch, werden ihm Handschellen angelegt und er wird so in die Psychiatrie gebracht.

Was ist zu tun?

Aber wie lassen sich physische und psychische Gewalt verhindern oder reduzieren? Wird Gewalt angewandt, kann man sich an Vereine und Organisationen wie *Handeln statt Misshandeln*, das *Forum Pflege Aktuell*, die Vereinigung Integrationsförderung oder an die *Unabhängige Patientenberatung*, an die städtischen Beschwerdestellen und die Petitionsausschüsse der verschiedenen Länder wenden, um nur einige zu nennen.

Die Ansprechpartner dieser Organisationen können, wenn nötig, auch einen Anwalt empfehlen oder hinzuziehen, der die Interessen des Betroffenen vertreten kann.

Auch in Institutionen wie Krankenhäusern und Pflegeheimen werden mehr und mehr Maßnahmen gegen Gewalt unternommen. Hier geht es vor allem um die Unterstützung der Mitarbeiter, untereinander, aber auch um die Betreuung des ganzen Teams inklusive der Vorgesetzten durch Team-Supervision. Weitere Arbeitsfelder sind auch die Organisationsform, die Umgangsweisen der Vorgesetzten mit den Mitarbeitern, die Eindeutigkeit der Arbeitsfelder, das Betriebsklima, die Art der Dienstvorschriften, die Institutionsphilosophie und das dahinter stehende „Menschenbild".

Von besonderer Bedeutung sind Aus-, Fort- und Weiterbildungsmaßnahmen für alle Professionellen, die mit älteren Menschen arbeiten.

Gewalt zu Hause geschieht oft wesentlich versteckter und ist vor allem schwerer nachzuweisen als Gewalt in Krankenhäusern und Pflegeheimen. Auf jeden Fall sollte eine gute und offene Zusammenarbeit mit dem Hausarzt angestrebt werden.

Oft besuchen Hausärzte ihre Patienten in ihrer Wohnung, sie sehen Spuren der Gewalt, Hämatome u. Ä. Sie können mit den Familienmitgliedern über deren Umgangsweise untereinander sprechen, können Überlastungen feststellen sowie psychische Veränderungen einzelner Familienmitglieder, die auf eine Misshandlung hinweisen. Dem Arzt als Therapeut und Anwalt des Patienten kommt also eine besonders verantwortliche Stellung zu. Er darf sich dieser Aufgabe nicht entziehen und ist bei der Durchführung der Interventionen verpflichtet, auch gesellschaftlich und politisch aktiv zu sein. Hierzu bedarf es neben seinem medizinischen Sachverstand auch der Kenntnis über die Phänomene der Gewalt gegen alte Menschen.

Für im Medizinbetrieb und in der Pflege Beschäftigte besteht seit Kurzem auch die Möglichkeit, im Internet Pflegemissstände aufzuzeigen, öffentlich, aber anonym, mit dem Ziel, das Tabu zu brechen und offen darüber zu diskutieren (www.kritische-ereignisse.de). In diesem Portal findet man erschütternde Berichte über den Umgang mit alten Menschen, geschrieben von betroffenen Pflegekräften, die über eigene Erfahrungen berichten. Das Kuratorium Deutsche Altershilfe (KDA) initiierte das Online Berichts- und Lernsystem für die Altenpflege im Herbst 2007, unterstützt wird es vom Bundesministerium für Gesundheit.

Die Autoren bleiben anonym, auch weil das, was da zu lesen ist, Juristen interessieren könnte. Zum Beispiel der

Bericht über einen Mann, der trotz gegenteiliger Absprache mit dem Richter und der Heimleitung mit einem Bauchgurt fixiert wurde. Der Tatbestand: Freiheitsberaubung. Oder der Fall der alten Dame, die viel zu spät eine Insulininjektion bekam – und kurze Zeit später nicht mehr lebte.

11. Ältere Menschen mit Behinderung und andere ausgegrenzte Patienten

Gerade behinderte Menschen leiden unter dem Patientenbild der heutigen Ärzte. Das Institut für Soziale Infrastruktur stellt dazu in einem Projektbericht fest:

„Viele Ärzte sehen in dem Patienten nicht einen individuell zu behandelnden Menschen, sondern einen anonymen Fall. Viele behinderte Patienten erleiden und leiden unter persönlich erfahrenen Schädigungen und Traumatisierungen, Fehldiagnosen, Fehlbehandlungen, ethisch falschen Verhaltensweisen der Ärzte sowie unfairen Behandlungen durch ihre Krankenkassen."

In dem Bericht wird angeführt, dass es für Behinderte zu wenig geschultes Personal gibt, dass auch Ärzte zu wenig im Umgang mit behinderten Menschen geschult sind und dass sie, wenn sie in Krankenhäusern arbeiten, ihren behinderten Patienten teure operative Eingriffe wie z. B. Implantate statt Hörgeräte empfehlen. Zusätzlich macht Behinderten die mangelnde Barrierefreiheit zu schaffen. Hörbehinderte, die ärztlicher Hilfe bedürfen, brauchen Ärzte, die sich für sie viel Zeit nehmen und sehr langsam sprechen, oder aber Dolmetscher, die ihnen das im Arzt-Patienten-Gespräch Verhandelte in Gebärdensprache übersetzen – beides ist in der Praxis nur in Ausnahmefällen gegeben.

Hörbehinderte können keine Rehamaßnahmen oder Kuren nutzen, weil ihnen keine Dolmetscher für die Begleitung ihres Kuraufenthalts bezahlt werden.

Insbesondere übergewichtige Körperbehinderte mit Einschränkungen der Motorik können bei normaler Praxisausstattung und unter normalen Umständen nur äußerst schwer auf einen Behandlungstisch oder Ähnliches gelangen.

Stattdessen gibt es jede Menge unsinnige bürokratische Regelungen:

- Gesetzliche Krankenkassen bezuschussen keine gebrauchten Hörgeräte, weshalb es nicht möglich ist, für den aktuellen Bedarf gebrauchte Geräte zu modifizieren.
- Gesetzliche Krankenkassen stellen nicht den Rollstuhl bereit, den man braucht, sondern den, der gerade zur Verfügung steht.
- Die Krankenkassen bewilligen teure Krankentransporte mit speziellen Fahrdiensten. Sie erstatten aber nicht andere, billigere Lösungen (Fahrten mit dem privaten PKW, mit dem Bus usw.).
- Die Helfer im Haushalt, deren Kosten von den Krankenkassen getragen werden, haben klar definierte Aufgaben und dürfen auch nur die in den entsprechenden Zusammenhängen anfallenden Arbeiten erledigen. Zur Bereitstellung komplexerer Leistungen bedarf es also mehrerer unterschiedlicher Helfer, was alles nur unnötig kompliziert und teurer macht.

Das Thema Behinderung im Alter hat in den letzten zehn bis 15 Jahren eine neue Aktualität bekommen. Aufgrund des medizinischen Fortschritts gibt es in Deutschland immer mehr alte Menschen mit Behinderungen.

Gerade unsere schreckliche Vergangenheit, die Ermordung behinderter Menschen im Dritten Reich, muss uns

Deutsche für das Thema Behinderung allgemein sensibilisieren. Doch haben wir in Deutschland gerade mit älteren Behinderten keinerlei Erfahrung, ein Manko, auf das die Behindertenarbeit lange nicht reagiert hat. Jetzt kommen die ersten nach dem Krieg Geborenen ins Rentenalter und wir müssen uns dringend mit dem Thema auseinandersetzen.

Klar ist, dass die klassische Teilung der Behindertenarbeit in Behindertenwerkstatt und Wohngelegenheit für behinderte Rentner nicht weitergeführt werden kann. Doch was passiert mit Menschen, die berentet werden, nicht mehr in der Werkstatt ihre Tagesstrukturierung haben und dadurch auch soziale Kontakte verlieren? Welche Betreuungskonzepte können umgesetzt werden?

Im Moment wird kontrovers über die Möglichkeit diskutiert, diese Personen in eine Pflegeeinrichtung zu überführen. Doch die meisten älteren Behinderten haben lebenslang in Versorgungseinrichtungen gelebt und möchten nicht in ein normales Pflegeheim, sondern in ihrem Wohnheim mit ihren Werkstätten bleiben. Wir brauchen also Konzepte für eine Kooperation von Behinderteneinrichtungen mit normalen Pflegeheimen oder ambulanten Diensten.

Der Pflegewissenschaftler Hermann Brandenburg ist davon überzeugt, dass dies eine gerontologische Qualifizierung im Bereich der Heilpädagogik erfordert und auch für die soziale Arbeit in diesem Feld eine massive Herausforderung darstellt. Der Blick nur auf die Behinderung alleine reicht nicht aus, Behinderung und Altern stellt die betroffenen Pflegenden vor eine ganz besondere Herausforderung. Hier besteht ein großer Qualifizierungs- und Abstimmungsbedarf.

Im Wesentlichen geht es darum, dass Pflegeheime

und Behindertenheime voneinander lernen und miteinander kooperieren, so Brandenburg. Warum soll sich ein Wohnheim nicht mit einer Pflegeeinrichtung oder einem ambulanten Dienst austauschen, Erfahrungen nutzen und zum Teil auch ambulante Dienste in die Versorgung involvieren? In jedem Fall sollten sich die Einrichtungen ganz grundsätzlich sowohl konzeptionell als auch organisatorisch auf eine Kooperation einstellen, anstatt jeden Fall für sich ad hoc zu entscheiden, was nicht immer im Sinne der Betroffenen ist.

Gerade in Deutschland stellt sich hier das Problem, dass die Bereiche sehr unterschiedlich strukturiert und voneinander getrennt sind, was zur Entstehung von Versorgungsproblemen führt. Man versucht nun mehr und mehr, diese Strukturierung aufzubrechen und möglichst viel Durchlässigkeit zu ermöglichen.

Deutschland versucht von anderen Ländern zu lernen, was die Betreuung von alten Menschen und gerade die ambulante Versorgung angeht. So erregt z. B. das Modell ambulanter Wohngruppen für Patienten mit Demenz, in Skandinavien, Frankreich und den Niederlanden schon vielfach praktiziert, in Deutschland einiges Interesse. Doch der internationale Austausch könnte noch sehr viel intensiver vorangetrieben werden. Natürlich hat das deutsche Bundessozialgesetz gewisse Spezifika, dennoch kann man in vieler Hinsicht von den skandinavischen Ländern lernen. Ich nenne das Beispiel Dänemark, ein wichtiges Vorbild in punkto Deinstitutionalisierung.

Dänemark hat schon vor Jahren einen Heimstop eingeführt, d. h. konkret: Die Pflegeheime wurden zu großen Teilen abgeschafft und die Zuständigkeit, für alle Bürger zu sorgen, wurde den Kommunen übertragen. So kamen kommunale kleinräumige Lösungen zum Einsatz, man dachte über Versorgungsformen in Wohnquartieren nach und alte Menschen können heute – auch wenn sie hilfe- und pflegebedürftig sind – im gewohnten Umfeld bleiben. Die Tendenz, nach individuellen Lösungen zu suchen, ist in Dänemark sehr ausgeprägt.

In diesem Zusammenhang wird auch das Zauberwort „Netzwerkarbeit" immer wieder bemüht. Tatsächlich liegt in der Vernetzung von Diensten und Dienstleistungen eine große Chance, doch auch ein paar kritische Gedanken sind hier angebracht, denn nicht alles lässt sich über Netzwerke lösen.

Ein ganz anderes Problem, um das Deutschland sich zukünftig stärker bemühen muss, ist die Unterbringung älterer Migranten. Um ihnen im Alter eine Unterkunft zu bieten, wurden in einigen Städten, wie zum Beispiel in Duisburg, Migranten-Pflegeheime gebaut, multikulturelle Seniorenzentren. Im *Haus am Sandberg* gibt man sich große Mühe, damit sich Migranten heimisch fühlen: Es gibt eine „muslimische" Küche ohne Schweinefleisch und eine kleine Moschee im Haus. Ehrenamtliche Mitarbeiter, vor allem viele Türken aus der ganzen Umgebung, veranstalten Feste sowie Unterhaltungsabende oder -nachmittage für die Bewohner. Trotz des guten Rufes des Seniorenzentrums sind jedoch nur 15 von 96 Bewohnern Migranten, die übrigen Deutsche. Dies wird zum einen darauf zurückgeführt, dass die erste Welle der Einwanderer erst jetzt in die Pflege kommt, aber auch darauf, dass viele Migrantenfamilien ihre älteren Familienmitglieder selbst versorgen, weil sie dies als ihre Pflicht und Aufgabe ansehen. In anderen Einrichtungen ist das Verhältnis von Deutschen und Migranten noch unausgeglichener.

Man bemüht sich, das Angebot gerade für Migranten attraktiver zu gestalten und herauszufinden, wie man sie kulturell in die Heime integrieren kann, denkt dabei aber oft nicht an das Naheliegendste, nämlich daran, dass mehr als ein Drittel der Pflegekräfte in Heimen selber Migranten der zweiten oder dritten Generation sind. Von ihren Kenntnissen und Erfahrungen könnte man enorm profitieren.

Sicherlich muss das Problem der interkulturellen Pflege weiter diskutiert werden, aber man muss sich auch klarmachen, dass der soziale und nationale Hintergrund jedes Bewohners grundsätzlich mitbetrachtet werden muss, ganz gleich ob ein Heimbewohner aus der Türkei, Spanien oder Oberbayern stammt. Man muss sehen, ob Pflege nach dem herkömmlichen System funktioniert oder ob der Betroffene eine bestimmte Form von Unterstützung braucht.

In Deutschland muss jeder das Anrecht auf eine adäquate Pflege haben.

12. Schluss mit 75 oder: Wird die Altersrationierung bald offiziell?

Im Oktober 2006 diskutierte der Nationale Ethikrat die Frage, ob das Gesundheitssystem an die Grenzen seiner Leistungsfähigkeit gekommen sei. Man sprach über Rationierung und Prioritätensetzung, aber auch über Gerechtigkeit in der Medizin.

Diese Diskussion ist nicht neu: Joachim Wiemeyer, Berater der Deutschen Bischofskonferenz, Ordinarius für Christliche Gesellschaftslehre an der Universität Bochum, und Friedrich Breyer, Ordinarius für Volkswirtschaft an der Universität Konstanz, der außerdem Sitz und Stimme im Wissenschaftlichen Beirat des Bundesministeriums für Wirtschaft und Arbeit hat, dachten schon 2003 im „REPORT Mainz" des SWR laut und medienwirksam darüber nach, wie viel ökonomischer es wäre, Kranke, die über 70 oder 75 Jahre alt sind, nicht mehr medizintherapeutisch versorgen zu lassen, das heißt, teure Leistungen, die in erster Linie dazu dienen, das Leben zu verlängern, ab einer bestimmten Altersgrenze nicht mehr zu finanzieren.

Jenseits der 75 sollten dann nur noch akute Schmerzen behandelt und alle anderen Behandlungen nach dem Kriterium Lebensalter aus dem Leistungskatalog der gesetzlichen Krankenkassen gestrichen werden.

Breyer rechnete Kosten gegen Nutzen, so zum Beispiel bei einer Herzoperation: Ab 75 Jahren sei der Nutzen zu gering, die Kosten zu hoch. Wer älter als 75 werde, sollte seine Operation in Zukunft nicht mehr bezahlt bekommen. Bis dahin allerdings hätten alle einen Anspruch darauf, dass die Gesellschaft ihnen hilft, dieses Alter zu erreichen und die notwendigen medizinischen Maßnahmen dazu finanziert.

Joachim Wiemeyer war der Ansicht, dass medizinische Leistungen rationiert und künftig vor allem für Jüngere bereitgestellt werden müssten. Dies sei wichtiger, als sie für lebensverlängernde Maßnahmen für alte Leute auszugeben. Dementsprechend müsse die Gesellschaft neue Regeln festlegen.

Ein ausgesprochen zynischer und absurder Vorschlag, was noch deutlicher wird, wenn man sich einmal überlegt, wie seine konkrete Umsetzung in der Realität aussähe.

Denn was ist mit dem Tag nach dem 75. Geburtstag? Nehmen wir als Beispiel Menschen, die nierenkrank sind und drei Mal pro Woche eine mehrstündige Blutwäsche bekommen. Ohne diese würden sie innerhalb von 14 Tagen sterben. Die Kosten der Behandlung: 35.000 Euro pro Jahr. Viel Geld, das die Krankenkassen in Zukunft nicht mehr bezahlen sollen, sobald der Patient 75 wird?

Ganz abgesehen von der enormen psychologischen Belastung, die eine solche Regelung für ältere Patienten bedeuten würde. Man muss sich nur einmal vorstellen, wie alte Menschen in Zukunft in Deutschland ihre Geburtstage feiern würden. Da beginnt der Horror schon Jahre vor dem Erreichen der Altersgrenze.

Joachim Wiemeyer, der Verfechter dieser Position, ist katholischer Theologieprofessor und Vorsitzender der Deutschen Sozialethiker. Mit seiner Meinung stehe er nicht alleine, sagt er. An den Universitäten und in Fachkreisen wird diskutiert, was der Öffentlichkeit verborgen bleiben soll. Der Deutschen Bischofskonferenz habe in ihrer aktuellen Stellungnahme zur Gesundheitsreform nur der Mut gefehlt, sich zur Altersbegrenzung medizinischer Leistungen zu bekennen.

Der Präsident der Bundesärztekammer, Jörg-Dietrich Hoppe, äußert sich drastisch zur Einführung von Altersgrenzen für medizinische Behandlungen, sie erinnert ihn an „Euthanasie unter anderen Vorzeichen".

Seine Position: „Ich glaube, es ist auch eine sehr stark nützlichkeitsethik-dominierte Argumentation. Man sollte vor den alten Menschen auch den nötigen Respekt haben und die Lebensleistung, die sie erbracht haben, würdigen, wenn man daran denkt, dass sie krank werden und dann auch noch gerne in würdigen Umständen leben wollen."

Und natürlich ist auch er sich darüber im Klaren, dass das, worüber hier diskutiert wurde, schon längst Realität ist. Hoppe weiß, dass viele Alte sich schon jetzt aufgrund ihres Alters benachteiligt fühlen. Klar ist, dass Ärzte bislang zur Hilfeleistung verpflichtet sind, eine Altersgrenze lehnen sie grundsätzlich ab.

Letztlich steht fest: Bevor eine Altersgrenze für medizinische Behandlungen gesetzlich festgelegt werden kann, muss erst einmal rechtlich ermittelt werden, ob eine solche Regelung nicht gegen das Gleichheitsgebot im Grundgesetz verstößt.

Pro und contra Altersrationierung

Wissenschaftler haben sich die Argumente pro und contra Altersrationierung einmal näher angeschaut.

Wäre die von Prof. Breyer und anderen vorgeschlagene explizite Altersrationierung ab dem 75. Lebensjahr tatsächlich eine Lösung, um die steigenden Kosten im Gesundheitssystem einzudämmen? Anhand aktueller Studien geben Wissenschaftler darauf sehr klare Antworten.

Sicherlich gibt es zahlreiche Argumente, die für eine Altersrationierung sprechen.

Zunächst würden bei einer Altersgrenze von 75 Jahren die hohen Ausgaben für das Sterben drastisch reduziert, meint Hilke Brockmann aus Bremen. So wäre transparent und gerichtlich überprüfbar, wer welche Therapie beanspruchen kann. Insofern sorgt eine solche Neuregelung zumindest für Klarheit. Außerdem bestünde für ältere Patienten die Möglichkeit, eine private Zusatzversicherung abzuschließen, um bestehende Versorgungslücken nach individuellen Präferenzen zu schließen.

Als ein weiteres Argument für die Rationierung kann angeführt werden, dass sie allein deshalb gerecht ist, weil – gerade auch im Zuge der demografischen Alterung – immer mehr Menschen alle Altersstufen durchlaufen, so dass alle Personen gleichermaßen davon betroffen sind und nicht eine ganz bestimmte Personengruppe diskriminiert würde.

Zum anderen bietet eine sinnvolle Rationierung die Möglichkeit, die eingesparten Mittel sehr viel effizienter und effektiver für die Prävention einzusetzen, was wieder neue Einsparpotenziale erschlösse.

Dennoch, so Brockmann weiter, wiegen diese positiven Aspekte einer Altersrationierung keinesfalls ihre negativen Folgen auf.

Sie weist zunächst darauf hin, dass im Gesundheitssystem ja ohnehin schon eine implizite Altersrationierung stattfände und es deshalb kaum tragbar sei, wenn allein der Arzt im Rahmen seiner Budgetrestriktionen entscheiden würde, welche Therapie ein Patient erhält.

Das wohl wichtigste Argument gegen eine Altersrationierung aber besteht darin, dass gar nicht der ältere Patient für die allgemeine Kostenentwicklung im Gesundheitswesen verantwortlich ist. In Zukunft würde er sogar nicht mehr, sondern weniger Kosten verursachen, so Brockmann, da mit steigendem Alter die Behandlungs- und Sterbekosten sinken würden.

Zum gleichen Ergebnis kommt auch eine Studie des Wissenschaftlichen Instituts der PKV (Verband der privaten Krankenversicherung e.V.). Sie basiert auf den Daten von 625.000 Personen, die über zehn Jahre lang ausgewertet wurden. Dabei wurden in Deutschland neben den Krankenhaus- und Arzneimittelkosten erstmals auch die Arzthonorare vollständig erfasst.

Die Studie konnte klar die gängige These widerlegen, der zufolge 20 Prozent der Krankenversicherten, nämlich die Versicherten über 50, 80 Prozent der Gesundheitsleistungen beanspruchen. Wie sich herausstellte, ist die Verteilung der Gesundheitskosten auf die Versicherten wesentlich gleichmäßiger als bisher angenommen: So lagen die Kosten in allen untersuchten Gruppen über 50 ganz deutlich unter den angenommenen 80 Prozent.

Ein weiteres Ergebnis der Studie: Je älter die Versicherten, desto gleichmäßiger die Verteilung der Gesundheitskosten. Über einen Zeitraum von zehn Jahren hinweg ist dabei sogar festzustellen, dass das Ausmaß der Ungleichverteilung tendenziell abnimmt und dass hohe Kosten keineswegs mit einem chronischen Krankheitsverlauf gleichzusetzen sind.

Teure Einzelfälle sind also weniger relevant für die Finanzierung unseres Gesundheitswesens als bisher angenommen.

Ältere Patienten verursachen den Krankenkassen also nicht in dem Maße Kosten, wie dies immer wieder behauptet wird.

Durch den nun startenden Gesundheitsfonds scheinen gerade chronisch kranke Versicherte, und die Mehrheit davon ist älter, für die Krankenkassen plötzlich attraktiv zu werden. „Manche Kassen machen regelrecht Jagd auf chronisch kranke Patienten", sagte Leonhard Hansen, Chef der Kassenärztlichen Vereinigung Nordrhein, der in Düsseldorf erscheinenden Rheinischen Post.

So schickt die AOK Niedersachsen seit Ende 2008 Mitarbeiter in Praxen, um mit den Ärzten die Akten von Patienten durchzusehen. Die Ärzte sollen prüfen, ob sie die Erkrankungen für die Abrechnung richtig codiert haben. Wenn ein Patient mit hohem Zuckerwert dabei zum „Diabetiker ohne Komplikationen" umcodiert wird, erhält die Kasse dem Bericht zufolge pro Patient im Monat 66 Euro zusätzlich aus dem Gesundheitsfonds, bei „Diabetikern mit akuten Komplikationen" sind es sogar 168 Euro. So sieht es die für die Kassen geltende Liste der „Morbiditätszuschläge für 80 ausgewählte Krankheiten" vor. Auch die Ärzte erhielten pro kontrollierter Akte von der AOK Niedersachsen zehn Euro.

Der AOK-Sprecher verteidigte das Vorgehen. Es gehe

nur darum, Ärzten Hilfe für die sachlich richtige Codierung zu geben. Schließlich wäre es unrechtmäßig und unethisch, Patienten auf dem Papier kränker zu machen, als sie seien.

Das wird erst die Zukunft zeigen. Als Patient hat man kaum die Möglichkeit, seine eigene Einstufung in chronisch krank oder nicht chronisch krank zu kontrollieren. Können wir in Zukunft also einen Boom von chronisch Kranken oder einen Behandlungsboom für chronisch Kranke erwarten?

Mit diesen Erkenntnissen erscheint auch die Forderung, das von den Alten angeblich verursachte Finanzloch mit einer privaten Zusatzversicherung zu stopfen, wenig sinnvoll.

Hilke Brockmann spricht sich ganz klar gegen eine solche Zusatzversicherung aus, durch sie würde das Sterben privatisiert. Außerdem: Wer kann es sich schon leisten, rechtzeitig vorzusorgen? Und ist eine solche private Versicherung überhaupt bezahlbar, wenn sie die Sterbekosten abdecken soll? Was passiert mit denen, die nicht rechtzeitig vorgesorgt haben oder vorsorgen konnten? Können sie sich im Alter für eine teure Therapie entscheiden, wenn die das ganze Vermögen und das Erbe der Familie kostet? Und was, wenn Familienangehörige darüber entscheiden müssen?

Schwierige Fragen, auf die es keine einfachen Antworten gibt.

Ein weiteres Problem besteht darin, so Brockmann, dass eine Altersgrenze, die den Zugang zu medizinischen Leistungen festlegt, eine nicht medizinisch induzierte Nachfrage stimuliert.

Es würde zum Bestreben von Versicherten, Ärzten und der Pharmaindustrie, noch möglichst frühzeitig, vor dem Erreichen der Altersgrenze, Leistungen nachzufragen, zu erbringen und anzubieten.

Dies könnte zu absurden Entwicklungen führen, z. B. dazu, dass der Bypass in jedem Fall schon mit 74 Jahren gelegt wird. Welche enormen finanziellen Belastungen durch diese vorsorglichen Operationen im Gesundheitssystem entstehen würden, kann man nur erahnen.

Ein weiteres Argument gegen die Altersgrenze von 75 Jahren besteht darin, dass durch sie gerade Frauen diskriminiert würden. Frauen leben im Durchschnitt sechs Jahre länger und nehmen ihre Versicherungsleistungen deshalb in erster Linie nach dem 75. Lebensjahr in Anspruch.

Und schließlich treibe eine Rationierung nach dem Alter auch einen Keil zwischen die Generationen, warnt Brockmann. Welche Signalwirkung hätte angesichts einer solchen Regelung beispielsweise ein zukünftiges wirksames Krebsmittel in einer Gesellschaft, in der mehr und mehr Menschen älter werden?

Das Gesundheitssystem lässt sich steuern

Doch wie kann man der Altersdiskriminierung, der ungerechten Behandlung, der Rationierung bei älteren Patienten nun wirklich Herr werden? Weiterbildungsmaßnahmen für Ärzte und Pflegepersonal sind wichtig und werden immer wieder von Experten gefordert, doch was muss sich an unserem Gesundheitssystem ändern, um zu verhindern, dass ältere Patienten weiter ausgegrenzt werden?

Hilke Brockmann kam in einer Studie zum Ärzteverhalten bei älteren Menschen mit psychischen Problemen zu interessanten Erkenntnissen. Erst einmal konnte sie nachweisen, dass Alte – entgegen aller bisherigen Annahmen – weniger Medikamente als Jüngere verbrauchen und auch weniger Therapien erhalten als diese. Psychologische Behandlungen werden gar nicht erst angeboten.

Sie ist davon überzeugt, dass es nicht nur an der mangelnden Kompetenz sondern auch an der mangelnden Bereitschaft der Ärzte liegt, bei Älteren psychische Diagnosen zu stellen, und das, obwohl die Selbstmordrate gerade bei ihnen am höchsten ist.

Sie konnte aber auch zeigen, wie schnell sich diese Einstellung der Ärzte ändern kann. Das wurde am Beispiel eines Pilotprojektes deutlich, in dem der Staat für die Behandlung von Depressionen bei Älteren finanzielle Anreize bot.

Sobald ein finanzieller Anreiz vorhanden war, diagnostizierten Ärzte auch bei älteren Patienten im Krankenhaus psychische Erkrankungen und Störungen als Nebendiagnose.

Hilke Brockmanns Resümee: Das Gesundheitssystem lässt sich steuern und auch verändern, geklärt werden muss nur die Frage, wohin es verändert werden soll.

Was wären die Prioritäten, was die Wertvorstellungen? Hierzu müsste gezielt ermittelt werden, wie welche Altersklasse überhaupt behandelt werden möchte. Intensiv mit allen möglichen lebensverlängernden Maßnahmen, oder individuell und ohne Apparate?

Mit genaueren Erkenntnissen könnte man endlich dort etwas tun, wo Diskriminierung täglich geschieht: In den Arztpraxen und Krankenhäusern.

Sicherlich wäre schon sehr viel erreicht, wenn Ärzte ältere Menschen mehr nach ihrer gesundheitlichen Konstitution und weniger nach ihrem Alter beurteilen würden; wenn sie den älteren Patienten ausreichend Zeit zugestehen würden.

So würden auch ältere Patienten besser in die Lage versetzt, selbstverantwortlich ihre eigenen Entscheidungen treffen zu können. Denn längst sind nicht immer Angehörige da, um für wichtige, manchmal lebensverlängernde Therapien zu kämpfen oder sie zu verhindern.

Rolf Hirsch zum Beispiel fordert vehement, dass die Alterskrankheiten mehr in die Ausbildung der Mediziner einbezogen werden sollten, um die Diskriminierung älterer Patienten zu bekämpfen. Zudem sollte künftig jeder praktizierende Arzt im Rahmen von Weiterbildungen auf jeden Fall die Physiologie und Pharmakogenetik (d. h. den Einfluss der genetischen Ausstattung von Patienten auf die Wirkung von Arzneimitteln), aber auch die psychischen Seiten des Alterns kennenlernen und in der Praxis erfahren und erleben. Auch die Krankenkassen müssten diesen Mehraufwand finanziell unterstützen. Langfristig könnte man diese Kosten durch eine adäquatere Behandlung wahrscheinlich wieder deutlich einsparen.

Eine grundlegende Voraussetzung dafür, dass dies gelingt, ist natürlich, dass die in der Pflege Arbeitenden sich darum kümmern, jedem grundsätzlich das anzubieten, was in der heutigen Medizin möglich und notwendig ist.

13. Was sich in der Medizin und der Pflege älterer Menschen ändern muss

Ein Forderungskatalog

Wie die vorangehenden Kapitel gezeigt haben, kann man ohne jede Einschränkung sagen, dass die Mängel in der Altersmedizin, der Altenpflege und im rechtlichen Bereich, z. B. im Heimgesetz, im Betreuungsrecht und in der Pflegeversicherung, Altersdiskriminierung und Gewalt geradezu fördern.

Doch was muss ganz konkret besser werden? Resultierend aus vielen Gesprächen mit Betroffenen und Pflegeexperten ergibt sich folgender Forderungskatalog:

Medizin

Die Geriatrie (Altersheilkunde) muss zu einem Schwerpunkt der hausärztlichen Versorgung werden. Hausärzte müssen die Geriatrie als ein bedeutsames medizinisches Fachgebiet begreifen, in dem sie sich regelmäßig fort- und weiterbilden müssen, um die Erkenntnisse geriatrischer Forschung und Praxis kompetent in die Diagnostik und Therapie älterer Menschen einfließen lassen zu können.

Zudem müssen die Hausärzte in der Lage sein, schwerstkranke und sterbende Menschen ambulant zu versorgen. Sie sollten zudem kompetent eine schmerztherapeutische Behandlung durchführen können.

Dies schließt auch mit ein, dass die speziellen Fallpauschalen für die Geriatrie modifiziert und weiterentwickelt werden. Das bei älteren Patienten erhöhte Risiko der Mehrfacherkrankung, des chronischen Krankheitsverlaufs sowie der Einschränkungen in den Aktivitäten des alltäglichen Lebens erfordert einen umfassenden Behandlungsansatz, der spezielle Fallpauschalen notwendig macht. Die bislang für die Geriatrie entwickelten Fallpauschalen decken die Komplexität des Behandlungsansatzes in der Geriatrie noch nicht ab.

Die Palliativmedizin, d. h. die Betreuung schwerstkranker und sterbender Menschen, muss eigene Fallpauschalen erhalten. Sie erfordert eine Integration zahlreicher medizinischer und pflegerischer Leistungen sowie eine hohe Anpassungsfähigkeit an die im Prozess des Sterbens vielfach auftretenden Veränderungen im körperlichen und seelisch-geistigen Bereich. Diese Anforderungen lassen sich mit dem derzeit bestehenden System der Fallpauschalen nicht erfüllen.

Rehabilitationskonzepte müssen sich stärker an individuellen Bedarfslagen und Bedürfnissen orientieren; dies verlangt auch die Expertenkommission „Ziele in der Altenpolitik" der Bertelsmann-Stiftung. Die Verschiedenartigkeit älterer Patienten in ihren physischen, psychischen, sozialen und materiellen Ressourcen macht dies notwendig.

Bei der gesundheitsrelevanten Erarbeitung von Angeboten für ältere Menschen müssen auch die geschlechtsspezifischen Besonderheiten des Alterungsprozesses stärker beachtet werden: Hoch betagte Frauen sind in der medizinischen und pflegerischen Versorgung, ebenso wie mit Heilmitteln und Hilfsmitteln, stark benachteiligt, stellt die Expertenkommission der Bertelsmann-Stiftung fest. Damit müssen sich medizinische und pflegerische

Dienste vermehrt auseinandersetzen und Lösungsansätze vorschlagen, um die Benachteiligung von Frauen aufzuheben.

Notwendig sind auch fundierte Studien zu Neben- und Wechselwirkungen von Arzneimitteln: Wir brauchen viel mehr Aufklärung über die Effekte von Heil- und Hilfsmitteln sowie über die Notwendigkeit, diese in Anspruch zu nehmen, wenn eine entsprechende Indikation vorliegt.

Die Arbeitsbedingungen der in der Altenarbeit, Geriatrie und Gerontopsychiatrie Tätigen müssen verbessert werden. Nur so kann dafür gesorgt werden, dass die hohe Fluktuation in diesen Berufsfeldern sinkt. Gerade sie ist ein Alarmsignal dafür, dass die meisten in der Altenarbeit Tätigen, zunehmend aber auch Heim- und Pflegedienstleiter, mit ihrer individuellen Arbeitssituation unzufrieden sind. Wenn die Pflege- und Betreuungsqualität verbessert wird, wird sich das auch auf das Wohlbefinden der Bewohner und Patienten auswirken.

Zur Zukunft der Pflegeheime

Die Missstände in deutschen Pflegeheimen sind schon seit Jahren weltweit in der Kritik. So forderten die Vereinten Nationen die Bundesregierung schon 2001 auf, „eilige Maßnahmen" zur Verbesserung der Situation Pflegebedürftiger in Heimen zu ergreifen – ohne spürbare Reaktion. Trotz jahrelangen Engagements von Vereinen wie Handeln statt Misshandeln in Bonn, der *Vereinigung Integrationsförderung* (ViF) oder dem *Forum Pflege Aktuell* in München, trotz aufklärenden Büchern wie denen des

Pflegekritikers Claus Fussek, des Autoren Gottlob Schober, des Undercover-Autoren Markus Breitscheidel und anderen, die die Zustände in deutschen Pflegeheimen schonungslos offenlegten, trotz Berichterstattung in Zeitungen, Rundfunk und Fernsehen hat sich die Situation kaum verbessert. Es gab massenhaft Veröffentlichungen, Dokumentationen, Studien und Arbeitskreise zu diesem Thema, offiziell von Regierungsseite angeregt oder von Organisationen.

Wahrscheinlich könnte man mit dem zu diesem Thema beschriebenen Papier inzwischen ein Pflegeheim füllen – nur, in der Praxis hat sich kaum etwas verändert. Weder Heimträger noch Aufsichtsbehörden haben in den letzten Jahren etwas getan, um die Missstände zu beseitigen, sagt Alexander Frey, Sprecher des *Forums Pflege Aktuell*. Für ihn ist das deutsche Pflegeheim ohnehin ein Auslaufmodell.

Nach der 2006 vorgelegten Studie „Soziale Menschenrechte älterer Personen in der Pflege" vom Deutschen Institut für Menschenrechte sind 384.000 Heimbewohner in Deutschland nicht zuverlässig mit Essen und Trinken versorgt, 440.000 sind medizinisch unterversorgt und es besteht die Gefahr der Entstehung von offenen Wunden. In Heimen werden täglich tausendfach die Tatbestände der Körperverletzung und der Freiheitsberaubung erfüllt. Doch das gültige Heimgesetz schütze einseitig die Heimbetreiber, so das Ergebnis der Studie. Deshalb brauche es ein Heimbewohnerschutzgesetz und kein Heimbetreiberschutzgesetz.

Notwendig sind jährliche, unangemeldete, fachlich qualifizierte Kontrollen durch die Aufsichtsbehörden. Um die Entstehung von offenen Wunden, Stürze und freiheitsentziehende Maßnahmen zu verhindern, müssten endlich die anerkannten Expertenstandards umgesetzt werden. Die in den Heimen beschäftigten Ärzte müssten von den Heimträgern finanziell unabhängig sein, so dass sie nicht einfach Krankenhauseinweisungen verhindern könnten. Modellprojekte in Berlin und München haben das gezeigt.

Das Pflegepersonal muss im Falle von Missständen anonym ein Anzeigerecht bei Aufsichtsbehörden haben. Bei Kontrollen müssten außerdem ganz selbstverständlich Bewohner, Angehörige, ehrenamtliche Helfer, Berufsbetreuer und das Personal angehört werden. Bisher wird Personal, das Missstände meldet, in der Regel einfach entlassen. So geschehen in einem Pflegeheim, in dem zehn Pflegekräfte erst erfolglos das Heim und dann die Öffentlichkeit über die unwürdigen Umstände, unter denen ihre Pfleglinge leben mussten, informiert haben – alle Beteiligten wurden fristlos entlassen.

Es soll hier nicht unerwähnt bleiben, dass auch die umgekehrte Situation schon eingetreten ist, wenn dies auch nicht die Konsequenzen hatte, die die Beteiligten sich gewünscht hätten.

Der Pflegedienstleiter stellte sich hinter die Pflegekräfte, so dass alle gemeinsam auf die schlechten Bedingungen aufmerksam machten. Daraufhin informierte sich eine Gruppe Landtagsabgeordneter über die Situation. Natürlich ist, wie so oft, nichts passiert, und inzwischen haben alle, die sich damals beschwert haben, einschließlich Pflegedienstleiter und Heimleiter, gekündigt, aus Frust und Verbitterung.

Zu einer Kontrolle gehört außerdem, dass Fälle, in denen Heimbewohner wegen Pflegefehlern wie Austrocknung oder offenen Wunden ins Krankenhaus eingewiesen werden, registriert werden und die Verantwortlichen zur Rechenschaft gezogen werden. Auch müssten die Einsichtsrechte in Unterlagen der Aufsichtsbehörden und Heimdokumentationen gesetzlich geregelt werden.

Die Kontrolle muss auch die Finanzen umfassen: So sollten in Zukunft nur tatsächlich ausgegebene Personalkosten erstattet werden, was die Kostenträger dazu verpflichten würde, künftig sicherzustellen, dass das an die Heimträger für das Personal bezahlte Geld auch tatsächlich den Vereinbarungen gemäß ausgegeben wird. Überschüsse sollten die Heimträger zurückzahlen müssen. Durch eine Konkretisierung des Gesetzes (§ 80a Abs. 5 des Pflege-Qualitätssicherungsgesetzes) soll so erreicht werden, dass künftig nicht mehr Millionen von Euro ohne Gegenleistung für die Bewohner an Heimträger ausgezahlt werden.

Gestärkt werden müssen vor allem die ambulanten Pflegemodelle, so eine weitere zentrale Forderung des *Forums Pflege Aktuell*. Es muss erlaubt werden, Wohngemeinschaften bis zu acht Personen ohne unsinnige Auflagen der Heimaufsicht zu gründen. Außerdem dürften sie nicht in deren Zuständigkeit fallen.

Untersuchungen des Kuratoriums Deutsche Altershilfe und des Emnid-Instituts haben ergeben, dass ein Großteil der Bevölkerung zu Hause und nicht in Heimen versorgt werden will. Deshalb ist es einfach unsinnig, dass die Pflegekassen für die Heimunterbringung deutlich mehr bezahlen als für die ambulante Versorgung. Bekommt ein Heim für einen Bewohner der Pflegestufe II so z. B. 1279 Euro, beträgt das ambulante Pflegegeld dagegen nur 410 Euro, obwohl der Pflegeaufwand und die anfallenden Kosten doch sehr ähnlich sind. Deshalb, so eine Forderung der Mitglieder des Forums Pflege Aktuell, müssten die Leistungen der Pflegekassen für die ambulante und stationäre Versorgung gleichgestellt werden, auch unter Einbeziehung der Demenzkranken.

Neue Ansätze

Doch was kann getan werden, um die Lebenssituation älterer Patienten nachhaltig zu verbessern, um dafür zu sorgen, dass sie auch im Alter selbstbewusst sind und länger autonom leben können?

Die Expertenkommission Ziele in der Altenpolitik der Bertelsmann-Stiftung empfiehlt unter anderem, dass Bildungseinrichtungen Gruppen von Alten in Trainingsprogrammen anbieten, Techniken zur selbstständigen und selbstverantwortlichen Gestaltung des Alltags zu entwickeln.

In diese Richtung geht auch eine Initiative der Regierung, die Langzeitarbeitslose als eine Art Betreuungsassistenten für die Pflege von Demenzkranken einsetzen will – sowohl im ambulanten als auch im stationären Bereich. Sie sollen in enger Kooperation und fachlicher Absprache mit den Pflegekräften und den Pflegeteams die Betreuungs- und Lebensqualität der betroffenen Heimbewohner verbessern, sich um sie kümmern.

Eine gute Idee, doch sicherlich ist es wichtig, sicherzustellen, dass die „Assistenten" motiviert sind und die Kranken so tatsächlich mehr Zuwendung und mehr Chancen auf ein besseres Dasein bekommen.

Mehr Unterstützung für Angehörige

Pflegende Angehörige brauchen mehr Unterstützung. Dafür macht sich besonders der *Sozialverband Deutschland e.V.* (SoVD) stark. Von den 1,4 Millionen pflegebedürftigen Menschen, die in Deutschland zu Hause betreut werden, haben bei zwei Dritteln die Angehörigen die Betreuung übernommen. Das bedeutet, dass 70 Prozent der Pflegebedürftigen, die Leistungen der Pflegeversicherung erhalten, zu Hause gepflegt werden. Pflegekurse, die im Zuge der Pflegereform eingeführt wurden, müssen stärker auf die Situation der Pflegenden eingehen. Die Beratung muss darauf abzielen, körperliche und seelische Belastungen zu verringern. Bei längerer Pflege muss ein Anspruch auf präventive Gesundheitsmaßnahmen bestehen. Um Pflegende vor Überforderung, Vereinsamung und Isolation zu schützen, setzt sich der SoVD für die flächendeckende Einrichtung von Unterstützungsangeboten ein.

Pflegestützpunkte

Am 1. Juli 2008 ist durch das Pflege-Weiterentwicklungsgesetz die Reform der Pflegeversicherung (SGB XI) in Kraft getreten. Ein wesentlicher Punkt im Reformpaket ist die mögliche Einführung von Pflegestützpunkten, um Patienten und Angehörige schnell und unbürokratisch bei Fragen und Problemen rund um das Thema Pflege zu unterstützen.

Bislang wurde Beratung meistens themen- oder krankheitsbezogen angeboten. In den Pflegestützpunkten soll das anders sein: Der ältere Mensch soll umfassend und ganzheitlich beraten werden, ausgehend von seiner persönlichen Wohn- und Lebenssituation. Das Beratungsangebot soll ergänzt werden durch die Leistungen von Pflegeberatern, die die Betroffenen in komplexen Pflegesituationen individuell begleiten.

Zudem sollen die vor Ort vorhandenen Hilfsangebote und -leistungen erfasst und vernetzt werden. Ein Kernstück ihrer Tätigkeiten stellt somit auch die Netzwerkarbeit zwischen den Akteuren der Kommunen, Kranken- und Pflegekassen, Pflegeanbietern und anderen Dienstleistern dar. Ein weiteres Anliegen besteht darin, das ehrenamtliche Engagement im Einzugsbereich der Pflegestützpunkte zu fördern und zu koordinieren.

Das hört sich gut an; Experten sehen dennoch Probleme aufkommen.

„Wenn Anbieter und Kostenträger diese Pflegeberatung durchführen, sind Interessenkonflikte zu erwarten, die sich nachteilig für die Ratsuchenden auswirken", warnt z. B. die Verbraucherzentrale Baden-Württemberg. Sie fordert die Politik auf, Pflegestützpunkte zu schaffen, die unabhängig von Anbietern und Trägern arbeiten.

Seit Jahren berät die Verbraucherzentrale Pflegebedürftige und deren Angehörige, wenn Behörden oder Pflegekassen Leistungen verweigern, wenn Pflegedienste falsch dokumentieren oder Patienten tätlich angehen. Immer wieder kommt es auch zu Auseinandersetzungen, wenn Pflegeheim und Pflegedienst Rechnungen stellen, die nicht mit der erbrachten Leistung übereinstimmen, oder die Qualität der Pflege nicht stimmt. Vertragsprüfungen der Verbraucherzentrale legen zudem regelmäßig offen, dass Pflegeverträge Geschäftsbedingungen enthalten, die Patienten benachteiligen.

Im bisherigen Konzept laufen die Beratungsstützpunkte zwar unter dem Label „wettbewerbsneutral", aber sie können Patienten und Angehörige aufgrund ihres Eigeninteresses nicht konfliktfrei beraten. In der Folge droht, dass Patientenrechte von den Betroffenen nicht wahrgenommen und durchgesetzt werden. Aus diesem Grund müssen anbieter- und trägerneutrale Pflegestützpunkte in ganz Deutschland etabliert werden.

Nur so werden sie den vom Gesetzgeber gesetzten Zweck erfüllen, fordert Dr. Julia Nill von der Verbraucherzentrale Baden-Württemberg.

Der *Sozialverband Deutschland e.V.* findet es bedauerlich, dass die Große Koalition kein überzeugendes Konzept für den bundesweiten Ausbau der Pflegeberatung vorgelegt hat. Er befürchtet, dass ein Flickenteppich von Pflegestützpunkten entstehen wird, wenn die Bundesländer entscheiden, ob sie Pflegestützpunkte einrichten oder auch nicht. Damit entstünde ein unübersichtliches von Bundesland zu Bundesland unterschiedliches Angebot für die Pflegebedürftigen und ihre Angehörigen. So würde die in vielen Ländern und Kommunen fehlende Beratung pflegebedürftiger Menschen nicht flächendeckend verbessert.

Auch der SoVD fordert, dass die Beratung unbedingt unabhängig von Kostenträgern und Leistungserbringern erfolgen muss. Die Unabhängigkeit der Pflegeberatung sei das Entscheidende, damit der Pflegeberater einzig und allein das Wohl des Pflegebedürftigen im Blick habe.

Alternative Wohnmodelle: Mehrgenerationenhäuser

Sinnvoll und wichtig ist auch die Einrichtung einer Wohnberatung für ältere Menschen. Dort sollen die Gestaltung und Einrichtung von rollstuhlgerechten Wohnungen entwickelt und solche Wohnungen auch vermittelt werden, bestenfalls in einem Mehrgenerationenquartier, einem Wohnumfeld mit möglichst günstig gelegener Verkehrsanbindung, wo auch wichtige Dienstleister wie Arzt, Physiotherapeut etc. nicht weit entfernt sind.

Das Kuratorium Deutsche Altershilfe (KDA) hat die betreute Hausgemeinschaft als Alternative zum herkömmlichen Pflegeheim entwickelt. In der Regel leben hier sechs bis zwölf Bewohner in einer Wohneinheit, die sich auf dem Grundstück oder in einem größeren Gebäude einer Heimanlage befindet. Jeder hat ein eigenes Zimmer und wird in der familienähnlichen Gemeinschaft von Mitarbeitern des Heimes betreut. Für die KDA-Hausgemeinschaft gilt im Gegensatz zur betreuten Wohngemeinschaft meist das Heimrecht. Das Konzept sieht ein möglichst selbstständiges Leben und einen von Hauswirtschaftskräften unterstützten normalen Wohnalltag vor.

Zudem gibt es die betreute Wohngemeinschaft, in der hilfe- oder pflegebedürftige ältere Menschen in einer barrierefreien Wohnung oder in einem Haus zusammenleben. Jeder hat einen eigenen Wohn- und Schlafbereich. Das Alltagsleben spielt sich im Gemeinschaftswohnzimmer und in der Küche ab. Jeden Tag kommen Betreuer ins Haus, die die Gruppe beim Kochen, in der Haushaltsführung und bei Gemeinschaftsaktivitäten unterstützen. Nach Bedarf kommen auch ambulante Pflegedienste ins Haus. So erleben die Bewohner einen möglichst normalen, selbstbestimmten Alltag.

In München haben acht Personen in Eigenregie zusammen ein Wohnhaus angemietet und es in ein sogenanntes Alterswohnhaus mit mehreren Wohnungen umfunktioniert. Jeder Bewohner lebt in seiner eigenen Wohnung, die er entweder angemietet oder gekauft hat. Die Wohngemeinschaft engagiert von den 200 Pflegediensten, die es in München gibt, einen für alle Bewohner, die ihn brauchen. Sind sie nicht mehr mit ihm zufrieden, wird ein anderer Pflegedienst engagiert. So sind sie sicher, dass sie sich nicht „ausgeliefert" fühlen werden. Bei Haushalt und Essensversorgung wird auf die gleiche Weise verfahren. Engagiert werden einer der vielen Essensdienste und zwei bis drei Putzfrauen. Das Ergebnis ist absolute Autonomie, die auch auf andere Bereiche wie Unterhaltung oder sogar Intensivpflege ausgeweitet werden kann.

In vielen Städten gibt es inzwischen Alten-WGs, in denen ältere Menschen zusammenleben. Auch Mehrgenerationenhäuser sind eine Alternative, um in Würde und ausreichend versorgt älter zu werden. Die Vorteile: Die Bewohner unterstützen sich gegenseitig, die Kosten bleiben erschwinglich. In generationenübergreifenden Wohngemeinschaften können die jungen Bewohner den Älteren zur Hand gehen, den Einkauf abnehmen, bei der Wäsche helfen und sonstige Besorgungen machen. Außerdem ist immer jemand im Haus, der im Notfall Hilfe leisten oder einen Arzt rufen kann. Und während die Jungen ihrer Arbeit nachgehen, können die Alten auf die Kinder aufpassen oder in aller Ruhe einem Hobby nachgehen. In solchen Wohnformen kann von Vereinsamung keine Rede sein, vielfältige Kontakte sind an der Tagesordnung. Eine positive Aussicht angesichts der Tatsache, dass in Deutschland zwei Drittel aller alten Menschen in Einsamkeit und Isolation leben. In einem Mehrgenerationenhaus wird jeder gebraucht. Aber natürlich kann sich bei Bedarf auch jeder in die eigenen vier Wände zurückziehen. Allerdings muss man „teamfähig" sein oder werden. Für manche älteren Menschen ist das nicht einfach.

Um gleiche Rechte und Chancen für alle Lebensalter zu verwirklichen, ist ein breit angelegter Ansatz notwendig. In Deutschland gibt es bislang keine ausgewiesene Antidiskriminierungskultur mit der entsprechenden Infrastruktur wie beispielsweise in Großbritannien oder den Niederlanden. Deshalb sollte man für die Diskriminierung älterer Menschen besonders sensibel sein und sofort protestieren, wenn man Zeuge von altersdiskriminierenden Handlungen wird. Auf jedes „Mach Platz, Oma" muss scharf gekontert werden. Den Betroffenen beizustehen muss zur Selbstverständlichkeit werden. Nur wenn Altersdiskriminierung geächtet wird, gibt es einen Weg hinaus.

Das Wichtigste, was man selbst tun kann, um nicht im Alter gering geschätzt und vernachlässigt zu werden, ist, ein gutes Gespür dafür zu entwickeln, was einem zusteht, und sich bei ungerechter Behandlung sofort zu wehren, rät Rolf Hirsch.

Es ist wichtig, selbstsicher aufzutreten und seinem Gegenüber zu verstehen zu geben: „Ich habe mein Leben lang viel geleistet, jetzt möchte ich Unterstützung und Respekt von Ihnen." Leider nützt es oft nichts, darauf zu warten, dass man von selbst unterstützt wird. Aber man kann sich selber autarker machen und sicherer mit seiner Unsicherheit umgehen lernen. Und je älter man wird, desto selbstbewusster muss man sich geben.

Trotzdem wird es ab einem bestimmten Alter immer wieder passieren, dass man von völlig fremden Menschen grundlos diskriminiert wird. Das empfand ich selbst so bei dem Arztbesuch, den ich am Anfang dieses Buches schildere. Ich habe inzwischen noch weitere ähnliche Erfahrungen gemacht.

Glücklicherweise habe ich immer Menschen, die mich nach solchen Erlebnissen wieder aufbauen – Freunde. Mein persönlicher Rat: Pflegen Sie Ihren Freundeskreis. Ziehen Sie sich nicht zurück, wenn das Gehen etwas beschwerlicher wird oder das Gehör nachlässt. Jeder Freund, den Sie haben, ist ein Kämpfer für Ihre Rechte und ein Helfer in der Not. Laden sie Freunde regelmäßig einmal wöchentlich ein, zur Käseplatte und einem guten Glas Wein am Abend, und Sie haben Mitstreiter, Mitkämpfer und Ratgeber. Und die braucht jeder. Ich selbst habe seit vielen Jahren einen wunderbaren Freundeskreis; wir treffen uns mindestens einmal pro Woche. Und ich habe wundervolle Töchter, die immer für mich da sind, sich meine Sorgen anhören, mir ihre erzählen und mir zeigen, dass ich ihnen wichtig bin und sie mich lieben.

14. Anhang

Studien und Quellen

5. Altenbericht der Bundesregierung,
verantwortlich: Prof. Dr. Andreas Kruse, Direktor des Instituts für Gerontologie der Universität Heidelberg
http://www.bundesregierung.de/Content/DE/PeriodischerBericht/
Berichte-der-Bundesregierung/2006/07/Anlagen/2006-07-05-
fuenfter-altenbericht,property=publicationFile.pdf.

Prof. Dr. Andreas Kruse:
Alt werden in unserer Zeit:
Herausforderung für den Einzelnen und die Gesellschaft,
SWR-Teleakademie vom 17.07.2005, 8.30 h
http://www.tele-akademie.de/begleit/ta050717.htm.

Altersdiskriminierung – Alterspotenziale.
Wie sieht der Alltag aus?
Positionspapier und Dokumentation der Veranstaltung
„Altersdiskriminierung – Alterspotenziale. Wie sieht der
Alltag aus?", Veranstaltung am 12.12.2005 im Maternus-
haus Köln, gefördert vom Ministerium für Generationen,
Familie, Frauen, und Integration des Landes NRW.

Wirtschaftswoche 29.12.2008:
Ärzte ziehen wegen Altersdiskriminierung vor Gericht,
http://www.wiwo.de/karriere/aerzte-ziehen-wegen-
altersdiskriminierung-vor-gericht-271641/.

Brockmann, H.; Müller, R.; Voges, W.:
Auch ein Reformeffekt? Eine explorative Analyse der zu-
nehmenden Krankenhausbehandlungen auf Grund psy-
chischer Störungen (A Reform Effect? An Explorative
Analysis of Increasing Hospitalization Due to Mental
Disorders), in: Das Gesundheitswesen 2006; 68: 626–632.

Der Staat, das Alter und der Patient,
http://www.sektion-altern.de/beri_00_02.pdf.

Why is less money spent on health care for the elderly
than for the rest of the population? Health care rationing
in German hospitals
http://www.ncbi.nlm.nih.gov/pubmed/12188466.

Hohes Alter – sinkende Gesundheitskosten
http://www.mpg.de/bilderBerichteDokumente/multimedial/
mpForschung/2003/heft01/1_03MPF_10_11.pdf.

Stevens, D. P.:
Quality and Safety in Healthcare,
December 2008; Volume 17, No. 6
http://qshc.bmj.com/current.dtl.

Peters, T.:
Wie Ärzte ihre Patienten überzeugen.
Sprachliche Erscheinungsformen von Macht,
Ruhr-Universität Bochum, 09.01.2008
http://www.pm.ruhr-uni-bochum.de/pm2008/msg00008.htm.

Prüfungen für angehende Ärzte über ihre Kommunikationsfähigkeit erlauben Prognosen für spätere Patienten-
beschwerden

http://www.forum-gesundheitspolitik.de/artikel/artikel.
pl?artikel=0905.
Die Studie ist im Volltext hier kostenlos nachzulesen: Tamblyn, R.
u. a.: Physician Scores on a National Clinical Skills Examination as
Predictors of Complaints to Medical Regulatory Authorities (JAMA.
2007;298:993–1001), http://jama.ama-assn.org/cgi/content/full/
298/9/993.

GEK-Arzneimittelreport 2006,
Schriftenreihe zur Gesundheitsanalyse, Bd. 44, hg. v. Glaeske, G.; Jahnsen, K.
http://media.gek.de/downloads/magazine/ArzneimittelReport06_
GEK.pdf.

GEK-Arzneimittelreport 2007,
Schriftenreihe zur Gesundheitsanalyse, Bd. 55, hg. v. Glaeske, G.; Jahnsen, K.
http://media.gek.de/downloads/magazine/Arzneimittel
Report07_GEK%20-%20Vorabdruck.pdf.

Martin, S. u. a.:
Keine „Zweiklassen-Medizin" beim Altersdiabetes,
Stuttgart 2008, 5.11.2008
http://www.dzkf-weiterbildung. de/index.php?p=422&sid=
776d26f912857b7c0f2f8184af44486a.

Statistisches Bundesamt:
10. koordinierte Bevölkerungsvorausberechnung
http://www.destatis.de/jetspeed/portal/cms/Sites/destatis/Internet/
DE/Navigation/Statistiken/Bevoelkerung/Bevoelkerung.psml.

Deutsche Gesellschaft für Schmerztherapie e.V.:
Expertenkonsensus zur qualitätsgesicherten Opioid-
versorgung von GKV-versicherten Schmerzpatienten.

Verabschiedet vom Deutschen Schmerz- und Palliativtag 2008
http://www.schmerz-therapie-deutschland.de/pdf/2008_04_Resolution.pdf.

Kutzer, K.:
Recht auf Schmerzfreiheit? – Juristische Aspekte, DMW Deutsche Medizinische Wochenschrift 2008; 133 (7).

Rahmenvertrag über die Arzneimittelversorgung nach § 129 Abs 2 SGB V in der Fassung vom 17. Januar 2008 zwischen Spitzenverbänden der Krankenkassen und dem Deutschen Apothekerverband e.V.
http://www.gkv-spitzenverband.de/upload/RVorgaben_%C2%A7129_582.pdf.

Überall, M. A.:
Querschnittsbefragung zu den psychosozialen Folgen einer Umstellung von Originalpräparaten auf Generika bei chronisch schmerzkranken Menschen im Rahmen einer stabilen/zufriedenstellenden Behandlungssituation, hg. v. Deutsche Schmerzliga
http://www.schmerz-therapie-deutschland.de/pdf/Zeitschrift/2008_2_Schmerztherapie.pdf.

SCHMERZNews ÖSG.
Eine Patienteninformation der Österreichischen Schmerz-Gesellschaft
http://www.oesg.at/images/schmerz%20news%20final.pdf.

Nationaler Ethikrat:
Stellungnahme Selbstbestimmung und Fürsorge am Lebensende, Berlin 2006.

Schneider, H.:
Münchner Kommentar zum Strafgesetzbuch
http://d-nb.info/991367065/34.

Koch, M.:
Weißbuch Schmerz – eine Bestandsaufnahme der Versorgungssituation von Patienten mit chronischem Schmerz in Deutschland, Stuttgart 2008.

Jörnsson, A. K. u. a.:
Incidence of fatal adverse drug reactions: a population based study
http://www.intclinpsychopharm.com/pt/re/intcpsychopharm/abstract.00004850-200809000-00003. htm;jsessionid=JXqV1p
Bppdn9lnmXQzk8nWC6jPhNxRLpvTyycgpFnQvkP1ms3
fVW!1572476123!181195628! 8091!-1.

Studie Bernd Brinkmann
http://www.sanofi-aventis.de/live/de/de/layout.jsp?cnt=
7EA69C9B-639D-4A6A-9CC9-682B83B35D53.

Medizin im Umbruch – Früher entlassen – später gesund?, SWR-„ODYSSO" vom 2.10.2008, 22.00 Uhr
http://www.swr.de/odysso/-/id=1046894/nid=1046894/
did=3886692/t665yy/index.html.

Das Pflegethermometer 2007
http://www.dip-home.de/projekte/pflegedaten/pflegethermometer2007.htm Pflege-Thermometer 2007.

Kopetsch, T.:
Studie zur Altersstruktur-und Arztzahlentwicklung: Daten, Fakten, Trends, hg. v. Bundesärztekammer

http://www.bundesaerztekammer.de/downloads/Arztzahlstudie_
09102007.pdf.

Albert, A. u. a.:
Herzchirurgie bei betagten Patienten,
DMW Deutsche Medizinische Wochenschrift 2008;
133 (46): S. 2293–2402.

Mayer, K. U.; Baltes, P. B. (Hg.):
Die Berliner Altersstudie,
Berlin 1996.

Institut für Soziale Infrastruktur (ISIS),
Projektbericht: Chancengleichheit in der gesundheitlichen
Versorgung, Bonn 2007
www.isis-sozialforschung.de.

Charta der Rechte hilfe- und pflegebedürftiger Menschen
www.pflege-charta.de.

Medicus Online:
Der Totenschein
http://www.sanofi-aventis.de/live/de/de/layout.jsp?cnt=7EA69C9B-
639D-4A6A-9CC9–682B83B35D53.

Verordnung über Maßstäbe und Grundsätze für den Per-
sonalbedarf in der stationären Psychiatrie
http://bundesrecht.juris.de/psych-pv/BJNR029300990.html.

Max-Planck-Institut für demografische Forschung:
Pflegebedürftigkeit im Alter von 1991 bis 2003. Steigende
Lebenserwartung geht mit besserer Gesundheit einher
http://www.demografische-forschung.org/archiv/defo0501.pdf.

Pantel, J., Haberstroh, J.:
Psychopharmakaversorgung im Altenpflegeheim –
Zwischen indikationsgerechter Therapie und Chemical
Restraint,
Ethik in der Medizin 19 (2007): 258–269
http://www.springerlink.com/content/178221434g081330/.

U.S. Department of Labor:
Consolidated Omnibus Budget Reconciliation Act (COBRA),
http://www.dol.gov/ebsa/newsroom/fscobra.html.

Projekt Pflegebegleiter,
http://www.pflegebegleiter.de/.

Douglas, I. J., Smeeth, L.:
Exposure to antipsychotics and risk of stroke: self con-
trolled case series study.
http://www.bmj.com/cgi/content/abstract/337/aug28_2/a1227.

Besondere und traditionelle stationäre Betreuung demenzkranker Menschen im Vergleich,
Zeitschrift für Gerontologie und Geriatrie.
Erste Studien des Zentralinstituts für seelische Gesundheit in Mannheim; vgl. auch
http://www.zi-mannheim.de/pub_gerontopsychiatrie.html.

Bundesministerium der Justiz (BMJ):
Betreuung
http://www.bmj.bund.de/enid/Statistiken/
Betreuung_w8.html;

Reform des Betreuungsrechts
http://www.bmj.bund.de/enid/Familienrecht/Betreuungsrecht_
kx.html?druck=1.

§ 1897: Bestellung einer natürlichen Person
http://bundesrecht.juris.de/bgb/__1897.html.

Bahrenfuss, D.:
Erste Ergebnisse der Evaluation des 2. Betreuungsrechts-
änderungsgesetzes,
BtPrax 3/2008, S. 107
http://www.igb-sh.de/downloads/Vortrag_Bahrenfuss.pdf.

Institut für Sozialforschung und Gesellschaftspolitik (ISG):
Evaluation des Zweiten Betreuungsrechtsänderungs-
gesetzes
– S. 77: Rolle von Betreuungsplänen;
– S. 87: Berufliche Qualifikation von Berufsbetreuern;
– S. 140: Anforderungen bei Erstbestellung von Berufsbetreuern
http://www.isg-institut.de/index.php?b=single
&id_B=9&id_UB=34&id_Nummer=80.

Bundesjustizministerin Zypries:
Zitat: „Darin könnte sich ein deutlich ökonomisch orientiertes Verhalten der Betreuer ..."
http://www.vgtev.de/fileadmin/Mediendatenbank/PDF/Infothek/
Ackermann_Berufsbetreuer.pdf.

Betreuungs- oder Vorsorgevollmacht
http://www.bmj.bund.de/enid/5c5393112df0830467
dd211b82a91a41,0/Service/Publikationen_bh.html.

Netdoktor:
Die Suche der Pflege-Ideen
http://www.netdoktor.de/Magazin/Die-Suche-der-Pflege-Ideen-
9802.html.

Berzlanovich, A.; Schöpfer, J.; Dahlmann, F.; Keil, W.:
Studie: Todesfälle bei mechanischer Fixierung in Pflegesituationen
http://meeting2006.gerichtsmedizin.at/assets/files/dgrmdna2006_
programm_dgrm.pdf.
http://www.stmas.bayern.de/pflege/dokumentation/ftfm-berzlano-
vich.pdf.

Duisburger Modell: intensivierte Heimaufsicht des Ge-
sundheitsamtes in Zusammenarbeit mit dem Sozialamt,
1999
http://cat.inist.fr/?aModele=afficheN&cpsidt=1880625.
[The „Duisburg model" of intensified control of nursing homes and
homes for the aged by the Duisberg public health services in co-
operation with the Duisburg social welfare offices]
http://www.ncbi.nlm.nih.gov/pubmed/10450128.

Medizinischer Dienst des Spitzenverbandes Bund der
Krankenkassen e.V. (MDS):
Tätigkeitsbericht 2003–2004
http://www.mds-ev.de/1708.htm.

Rudman u.a., 1993; Ooi u. a., 1999, in: Buch vom Deutschen Institut für Menschenrechte 2007: Prävention von
Folter und Misshandlung in Deutschland, 2007.

Hirsch, R.:
Misshandlungen und Gewalt bei alten Menschen
http://www.aeksh.de/SHAE/2002/200212/h02c060a.html.

Internetportal Pflegemissstände:
Aus kritischen Ereignissen lernen
www.kritische-ereignisse.de.

SWR-REPORT Mainz, 02.06.2003:
Keine Medikamente für Alte.

Stellungnahme zu Äußerungen von Herrn Prof. Dr. Joachim Wiemeyer
http://egora.uni-muenster.de/fb2/ics/wiemeyer.pdf.

Professor Breyer:
http://www.uni-konstanz.de/FuF/wiwi/wipo/deutsch/breyer.htm.

Professor Wiemeyer:
www.uv.ruhr-uni-bochum.de/pvz-planung/
i3v/00032900/02463522.htm.

Deutsche Bischofskonferenz:
www.dbk.de.

Wissenschaftliches Institut der PKV (Verband der privaten Krankenversicherung e.V.):
Auswirkungen des Alters auf die Gesundheitsausgaben
http://www.wip-pkv.de/uploads/tx_nppresscenter/Kompr-medikal_
version2.pdf.

Kontakte und Anlaufstellen:

Handeln statt Misshandeln – Bonner Initiative gegen Gewalt im Alter (HsM)
Goetheallee 51, 53225 Bonn
Tel.: 0228/636322; Fax: 0228/636331
E-Mail: info@hsm-bonn.de,
Vorsitzender: Prof. Dr. Dr. R. D. Hirsch,
r.d.hirsch@t-online.de
Sozialarbeiterin HSM: Marita Halfen,
marita.halfen1@web.de

Forum Pflege Aktuell
Alexander Frey
Riemerschmidstraße 41
80933 München
Tel.: 089/3133028

Unabhängige Patientenberatung Deutschland –
UPD GmbH
www.upd-online.de
Bundesweites Beratungstelefon: 01803/117722

Vereinigung Integrationsförderung (ViF)
Claus Fussek
Klenzestraße 57c / 2. Hof
80469 München
Tel.: 089/3090486–0

Sozialverband Deutschland e.V.
Stralauer Str. 63
10179 Berlin
Telefon: 030/726222–0
Telefax: 030/726222–311
contact@sozialverband.de

Büro gegen Altersdiskriminierung e.V.
Hanne Schweitzer
Piusstr. 15
50823 Köln
Tel. und Fax:. 0221/9345007
HanneSchweitzer@gmx.net
http://www.altersdiskriminierung.de

Netzwerk Osteoporose e.V.
Ludwigstraße 22
33098 Paderborn
Tel.: 05251/280586 oder 21120
Mobil: 0172/8378965
buero@netzwerk-osteoporose.de

Verein Ambulante Versorgungslücke
Elsbeth Rütten
Bismarckstr. 208
28205 Bremen
Tel. 0421/3809734 oder 0163/4430020
http://ambulante-versorgungsluecke.de/index.html

Forum zur Verbesserung der Situation
Pflegebedürftiger e.V.
Berengariastraße 5
82131 Gauting
Telefon 089/89311054

Deutsche Schlaganfall-Gesellschaft
Postfach 30 11 20
70451 Stuttgart
Tel.: 0711/8931–572 bzw. –163
www.dsg-info.de

Seniorenpflegeheim
Pfarrer-Münzenberger-Haus
Frankfurt-Eschersheim
Tel.: 069/29897–238
myschor.frankfurt@schervier-altenhilfe.de
http://www.schervier-altenhilfe.de/besuchen-sie-unsere-standorte/
seniorenpflegeheim-eschersheim-bei-frankfurt.html

Haus am Sandberg
Multikulturelles Seniorenzentrum
Kirchstraße 28g
47198 Duisburg
Tel.: 02066/99700
http://www.drk-haus-am-sandberg.de/index.php?id=497

Experten

Prof. Dr. Johannes Siegrist
Institut für Medizinische Soziologie
Universitätsstr. 1
40225 Düsseldorf
Tel.: 0211/8114360 oder – 61
siegrist@uni-duesseldorf.de

Prof. Dr. Dr. Rolf D. Hirsch
Abteilung für Gerontopsychiatrie und Gerontopsychiatrisches Zentrum
Rheinische Kliniken Bonn
Kaiser-Karl-Ring 20
53111 Bonn
r.d.hirsch@t-online.de

Prof. Dr. Cornelia Kricheldorff
Professorin für den Schwerpunkt Angewandte Soziale Gerontologie an der Kath. Fachhochschule in Freiburg
Karlstr. 63
79104 Freiburg i. Br.
http://www.ak-geragogik.de/CorneliaKricheldorff.html

Prof. Dr. Hermann Brandenburg
Professor für Gerontologie an der philosophisch theologi-
schen Hochschule Vallendar und Professor für Pflege-
wissenschaft an der Katholischen Fachhochschule in
Freiburg, Karlstr. 63
79104 Freiburg i. Br.
http://www.dip-home.de/institut/personal/brandenburg.htm

Benno Schanz
Johannes Gutenberg Universität Mainz
Pflegedienstleitung
Neurologische Klinik
Langenbeckstr. 1
55131 Mainz
pdl-psychiatrie@psychiatrie.klinik.uni-mainz.de

Prof. Dr. Hilke Brockmann
Professor of Sociology
School of Humanities and Social Sciences
Integrated Social Sciences
P.O. Box 750 561
28725 Bremen
h.brockmann@jacobs-university.de
h.brockmann@iu-bremen.de

Prof. Dr. Andreas Kruse
Direktor des Instituts für Gerontologie der Universität
Heidelberg
Ruprecht-Karls-Universität Heidelberg
Institut für Gerontologie
Bergheimer Str. 20
69115 Heidelberg
andreas.kruse@urz.uni-heidelberg.de

Dr. Heinz L. Unger
Brohltal-Klinik St. Josef
Fachklinik für geriatrische Rehabilitation
Kirchstraße 16
56659 Burgbrohl
http://www.brohltalklinik.de

Prof. Dr. Thomas Klie
Deutsche Gesellschaft für Gerontologie und Geriatrie
(DGGG)
Evangelische Fachhochschule Freiburg
Bugginger Straße 38
79114 Freiburg
klie@efh-freiburg.de
www.efh-freiburg.de

Prof. Dr. Gerd Glaeske
Institut für Sozialpolitik (ZeS) in Bremen
Mitglied im Sachverständigenrat für die Konzertierte Aktion im Gesundheitswesen
Postfach 33 04 40
28 334 Bremen
gglaeske@zes.uni-bremen.de

Dr. Thomas Brabant
St. Joseph-Stift Bremen
Schwachhauser Heerstr. 54
28209 Bremen
Tel.: 0421–3471652

Prof. Dr. med. Johannes Pantel
Klinik für Psychiatrie, Psychosomatik und Psychotherapie
Johann Wolfgang Goethe-Universität Frankfurt/M

Tel.: 069/6301–7094
johannes.pantel@kgu.de;
http://www.dagpp.de/docs/JPantel_CV_kurz.pdf

Prof. Dr. Andrea Berzlanovich
Institut für Rechtsmedizin der Universität München
Nußbaumstraße 26
80336 München
Tel: 089/2180–73108
andrea.berzlanovich@med.uni-muenchen.de

Kuratorium Deutsche Altershilfe
Wilhelmine-Lübke-Stiftung e.V.
An der Pauluskirche 3
50677 Köln
Tel.: 0221/931847–0

Skandalös: Eine Gesellschaft treibt ihre eigenen Alten in den Tod

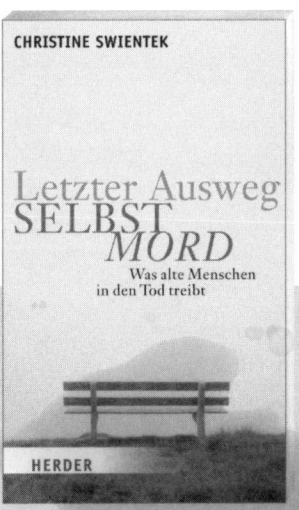

Fakt – und einer der größten Skandale unserer Gesellschaft – ist: Immer mehr alte Menschen nehmen sich unbeachtet von der Öffentlichkeit und unentdeckt von Ärzten das Leben. Und längst sind es keine Einzelschicksale mehr, die sie in den Tod treiben. Christine Swientek nennt Zahlen und Tendenzen, analysiert Stimmungen – und fordert den Wandel.